# Im Labyrinth der NERVEN

Dr. Nicole Knobloch
Dr. Christian Knobloch

**Fallgeschichten
aus einer
neurologischen
Praxis**

# Im Labyrinth der NERVEN

Ein spannender Streifzug durch
die Neurologie und Psychiatrie

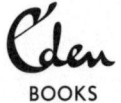

# Inhaltsverzeichnis

# Einleitung

»Wer bin ich – und was geht da oben in meinem Kopf vor?«

Dank der enormen Fortschritte der Neurowissenschaften in den letzten Jahren bekommen das Gehirn und das Nervensystem des Menschen in der Öffentlichkeit immer mehr Aufmerksamkeit. In unser aller Kopf schlummert ein faszinierendes Organ! Zunehmend mehr Menschen interessieren sich für die Ein- und Ausfälle unseres Gehirns und unseres Bewusstseins.

Der britische Neurologe Oliver Sacks war mit seinem Buch *Der Mann, der seine Frau mit einem Hut verwechselte* einer der ersten Autoren, die mit einem erzählenden, populären Sachbuch über Phänomene aus der Neurologie bekannt geworden sind. Sein Ansatz, auf humorvolle und spannende Art Einblicke in die skurrilsten Fälle aus seiner neurologischen Praxis zu ermöglichen, war ein neuer Weg, wissenschaftliche Erkenntnisse für interessierte Laien zugänglich zu machen. Es gibt mittlerweile eine wahre Flut von Informationen: populäre Fachzeitschriften, Romane über Einzelschicksale, Kinofilme und unendlich vielfältige Möglichkeiten, sich im Netz die gesamte Palette von neurologischen oder psychiatrischen Erkrankungen erklären zu lassen. Was es aber bisher nicht gibt, ist ein Besuch im realen »Gemischtwarenladen« der neurologischen und psychiatrischen Erkrankungen. Häufig sitzen wir am Abendbrottisch und diskutieren über interessante und bewegende Fallgeschichten, die wir im Praxisalltag erlebt haben. Christian, der nun schon sein halbes Leben lang als Neurologe und Psychiater in der Praxis tätig ist, sagte irgendwann: »Über diese Fälle müsste man eigentlich mal in einem Buch berichten.« Nicole war sofort von dem Gedanken angetan: »Dann sollten wir die Geschichten aber einfach, verständlich und mitfühlend darstellen! Denn im Vordergrund steht ja der Mensch und seine Krankheit!«

Gesagt, getan! So entstanden nach und nach dreißig spannende und bewegende Erzählungen, die die Vielfalt der neurologischen und psychiatrischen Erkrankungen und manchmal auch die Detektivarbeit der richtigen Diagnose zeigen. Wir sehen viel Tragisches, manches Skurrile, oft Herzerwärmendes und auch das Glück der Heilung und Genesung.

Nun öffnen wir unseren »Gemischtwarenladen« und laden Sie ein, uns für die Dauer eines fiktiven Jahres über die Schulter zu schauen.

Und warum tun wir das? Wir wollen Mut machen! Und wir wollen informieren und Einblicke gewähren, die sonst nur wenige haben. Wir möchten vermitteln, was uns als Ärzten und vor allem als Menschen während unserer Arbeit durch den Kopf geht. Aber vor allem versuchen wir zu schildern, wie die Patienten und auch deren Angehörige eine Krankheit erleben, die sie wortwörtlich »bis ins Mark« trifft. Unsere Arbeit ist immer spannend, oft dramatisch, manchmal todtraurig, häufig sonderbar – und immer wieder auch beglückend und bereichernd.

Auch wenn wir an manchen Tagen erschöpft sind und am liebsten alles hinschmeißen würden: Was wir tun, ist sinnvoll und wichtig. Und dieses Gefühl überstrahlt alles andere.

Hinweis:

Wir haben alle Kapitel dieses Buches gemeinsam formuliert, sie aber jeweils aus der Ich-Perspektive desjenigen erzählt, der oder die den direkten Kontakt mit dem jeweiligen Patienten hatte. Wer gerade »spricht«, ist jeweils unter der Kapitelüberschrift vermerkt. Es liegt in der Natur der Sache, dass dieselbe Krankheit oft auch zu sehr ähnlichen Krankengeschichten führt. Um das jeweilige Krankheitsbild prägnant darzustellen und dabei die Persönlichkeitsrechte zu wahren, haben wir jeweils verschiedene Patienten und deren individuelle Geschichten zu einer neuen, fiktiven Patienten-Person montiert. Fiktiv sind auch die Namen aller im Text vorkommenden Menschen, außer die von uns selbst. Ähnlichkeiten mit realen Personen sowohl bezüglich des Namens als auch der dazugehörigen Geschichte sind damit rein zufällig.

Eine Ausnahme ist das Kapitel »Tschakka! Ich schaff das!« Der darin beschriebene reale Patient und seine Mutter haben ihr Einverständnis zur Veröffentlichung gegeben.

Wir verwenden in den Erzählungen meist nur die männliche Form der Begriffe »Arzt«, »Psychologe«, »Kollege«, »Psychotherapeut« und »Psychiater«, wenn wir von diesen Personengruppen im Allgemeinen sprechen. Wir haben festgestellt, dass der Lesefluss durch konsequent gendergerechtes Formulieren manchmal erheblich gestört wird – insbesondere wenn die Wörter im Plural stehen. Natürlich sind in den oben genannten Fällen immer beide Geschlechter gemeint.

Dies ist kein vollständiges »Lexikon« aller neurologischen Krankheiten und Symptome, sondern ein Streifzug durch unseren Praxisalltag.

Am Ende eines Kapitels haben wir Fachwissen-Boxen für diejenigen Fallgeschichten erstellt, bei denen im Text das Krankheitsbild nicht ausführlich genug erläutert wurde.

Christian und Nicole Knobloch, im Juli 2021

# 1 | Eine Schwäche

*Nicole, Januar*

»Man hat schon alles Mögliche mit mir veranstaltet, Frau Doktor. Aber dieses Schwächegefühl in den Armen geht einfach nicht weg. Ich kann nicht mal eine leichte Einkaufstasche hochheben, geschweige denn meine kleine Tochter.«

Die hübsche Frau mit dem blonden Pferdeschwanz, die sich heute zum ersten Mal bei mir vorstellt, sieht mich entnervt an. Sie wirkt erschöpft und ratlos. »Letztens wollte ich Mia zum Anziehen auf die Kommode heben, da ist sie mir fast aus den Armen gerutscht.«

»Und Ihr Hausarzt hatte Sie wegen der Schwäche und der Schmerzen im Arm schon in eine Klinik überwiesen?«

Sie zuckt mit den Schultern. »Eigentlich hatte ich nur diese Schwäche in den Armen. Eher keine Schmerzen. Im Krankenhaus hat man mich im November neurologisch komplett durchuntersucht. Mit Nadeln in die Muskeln gestochen, Strom auf die Nerven gegeben und dieses MRT der Halswirbelsäule gemacht. Das war alles schon belastend genug. Aber es kam ja noch viel schlimmer: Die Neurochirurgen im Haus haben eine Verengung in meinem Wirbelkanal in der Halswirbelsäule gesehen und wollten mich sofort operieren.«

»Ah, ja, ich sehe es hier im Arztbrief. Spinalkanalstenose.«

»Ja, genau. Natürlich musste ich das zuerst mit meinem Mann besprechen, der ja dann die ganze Zeit auf Mia aufzupassen hatte. Wissen Sie, er baut sich gerade ein eigenes Unternehmen auf und kann sich keine Ausfallzeit erlauben. Na ja, auf jeden Fall hat man uns gesagt, es müsse dringend operiert werden, die neurologischen Untersuchungen hätten das auch nahegelegt. Dann habe ich mich halt schweren Herzens für die OP entschieden. Das war eine schreckliche Woche da im Krankenhaus! Ich hatte nach der OP starke Schmerzen und konnte mich kaum bewegen. Nach der anschließenden vierwöchigen ambulanten Reha bin ich jetzt seit zwei Wochen wieder zu Hause und merke, dass die Beschwerden überhaupt nicht besser geworden sind, eher sind meine Arme noch schwächer geworden. Können Sie sich vorstellen, wie Weihnachten bei uns war? Mein Mann musste mir sogar das Gemüse auf dem Teller zerteilen, so wenig Kraft hatte ich.« Sie schaut mich verzweifelt an.

»Ach, Sie Ärmste, das klingt aber wirklich nach einer schlimmen Tortur, die Sie da hinter sich haben. Vor allem weil es letztlich überhaupt nicht besser geworden ist. Ich kann gut verstehen, dass Sie sich jetzt Sorgen machen und wissen möchten, was mit Ihnen eigentlich los ist. Dafür muss ich Sie leider noch mal gründlich neurologisch untersuchen, Frau Kilian. Dann sehen wir weiter. Und keine Sorge: Es wird nicht so unangenehm wie in der Klinik.«

Bei der Untersuchung stelle ich eine ausgeprägte Schwäche der Schulter- und Oberarmmuskulatur auf beiden Seiten fest. War die Spinalkanalstenose wirklich die Ursache für diese Schwäche? Ich bezweifle es inzwischen. Außerdem fällt mir seit der ersten Begrüßung auf, dass die Stimme der jungen Frau merkwürdig kraftlos klingt. Steckt vielleicht etwas ganz anderes hinter den Symptomen? Ist sie am Ende völlig umsonst operiert worden?

»Sagen Sie, Frau Kilian, hat Ihre Stimme sich in letzter Zeit verändert? Haben Sie da etwas bemerkt?«

Sie sieht mich verwundert an. »Mein Mann hat auch schon gesagt, dass ich so belegt spreche. Ich dachte, vielleicht hatte ich eine leichte Halsentzündung ... Oder kommt das von der Intubation bei der Operation? Dabei wird man doch beatmet, oder?«

Ich schüttle den Kopf. »Nein, davon ist es bestimmt nicht. Sie klingen so heiser. Das kommt bei manchen Muskelerkrankungen vor. Hatten Sie schon mal Probleme beim Schlucken?«

»Nein, das habe ich noch nicht bemerkt.«

»Wissen Sie was? Ich werde jetzt nicht auch noch in Ihren Muskeln herumpieksen, sondern schicke Sie am besten gleich einmal in eine neurologische Klinik zur weiteren Abklärung.«

Die junge Frau schaut entsetzt hoch. »Noch mal in die Klinik? Oh nein! Das ist ja ... damit hab' ich nicht gerechnet. Wie soll ich das machen? Ich habe keine Eltern und Schwiegereltern hier, die auf Mia aufpassen könnten. Und mein Mann kann unmöglich noch einmal so lange ausfallen. Was denken Sie, wie lange es dauern wird?«

»Das kann ich Ihnen leider nicht genau sagen. Aber ich lasse da jetzt anrufen und frage, ob man Sie schnellstmöglich aufnehmen kann.«

Ich bitte Anja, unsere junge medizinische Fachangestellte, eine Verbindung zur Klinik herzustellen.

»Und was die Betreuung Ihrer Kleinen betrifft: Haben Sie nicht eine Freundin oder Nachbarin, die Ihre Mia in der Zeit tagsüber nehmen könnte?«

Sie denkt nach, während sie sich langsam und mit viel Mühe die Hose wieder hochzieht.

»Mmh, tja, vielleicht die nette ältere Dame aus unserem Haus. Die freut sich immer so, wenn sie Mia sieht. Ich glaube, die war früher Erzieherin. Ich muss sie mal fragen, ob sie sich das vorstellen könnte. Zum Schlafen kann Mia dann in ihr eigenes Bettchen gehen. Das schafft mein Mann dann schon.«

Das interne Telefon klingelt. »Frau Doktor, die Klinik für Sie, ich lege auf«, sagt Anja am anderen Ende.

»Danke, Anja, ich übernehme.«

Frau Kilian ist so mit ihren Gedanken beschäftigt, dass sie nicht wirklich mitbekommt, wie ich dem Neurologen am Telefon meine Verdachtsdiagnose mitteile. »Ja, hallo, Herr Kollege«, sage ich mit gesenkter Stimme. »Ich habe hier eine junge Patientin mit einer generalisierten Muskelschwäche und einer leichten Sprechstörung. Ich denke zwar am ehesten an eine Muskelerkrankung, aber natürlich ist auch eine ALS nicht sicher auszuschließen ... Ja, klar, das überlasse ich natürlich Ihnen.«

Die Kollegen in der Klinik haben es nicht so gern, wenn man sich zu einem Vorverdacht aufschwingt. Sollen sie halt alle Register der Diagnostik ziehen. Wichtig ist, dass der Frau schnell geholfen wird. Nach der Klärung einiger organisatorischer Fragen lege ich auf. Frau Kilian kann schon am nächsten Tag aufgenommen werden.

»Ich glaube, die Idee mit der Nachbarin ist sehr gut, Frau Kilian. Ihrer Tochter wird es gefallen, sie ist ja auch schon ein Kindergartenkind, nicht? Da wird sie ein paar Stunden am Tag mit der Nachbarin gut auskommen, zumal wenn die früher Erzieherin war. Und Ihr Mann kriegt das bestimmt auch gut hin. Ich schreibe Ihnen jetzt die Einweisung in die Klinik und hoffe, dass wir uns dann bald wiedersehen, um den Befund zu besprechen. Sagen wir in zwei Wochen?«

Sie schlurft zur Tür. »Ja, gut, vielen Dank, Frau Doktor. Und drücken Sie mir die Daumen.«

Ich winke ihr noch nach und lächle sie dabei aufmunternd an. »Mache ich, Frau Kilian, alles Gute.«

Aber als ich mich umdrehe und in mein Sprechzimmer zurückgehe, ist das Lächeln auf meinem Gesicht schlagartig weg.

So ein Mist! Hoffentlich steckt nicht wirklich eine jugendliche Form der ALS dahinter! Die amyotrophe Lateralsklerose ist eine der schlimmsten und gemeinsten neurodegenerativen Erkrankungen, die man sich vorstellen kann. Auch der berühmte Physiker Stephen Hawking litt darunter. Bei ALS werden durch bisher noch nicht eindeutig geklärte Mechanismen nach und nach diejenigen Nervenzellen zerstört, die normalerweise das gesamte Muskelsystem mit Input versorgen. Durch die fehlende Stimulation der Nerven verkümmert die Muskulatur des gesamten Körpers. Dies führt über kurz oder lang zu einem Schwund der Muskeln in den Armen und Beinen, im Kopf- und Halsbereich und dann schließlich zu einer Lähmung der Atemmuskulatur.

Das Kind nicht mehr auf den Arm nehmen zu können, nicht mehr laufen zu können und im Rollstuhl sitzen zu müssen! Nicht mehr richtig sprechen und schlucken zu können und die Gesichtsmuskeln nicht mehr zu einem Lächeln bewegen zu können. Zum Schluss möglicherweise beatmet werden zu müssen. Genau das hieße diese Diagnose für die junge Mutter. Falls sie die Krankheit hätte, würde sie innerhalb weniger Jahre sterben.

Die Befunde aus dem Krankenhaus, die mir Frau Gerber, unsere langjährige erste Kraft, nach einer Woche auf den Schreibtisch legt, sind niederschmetternd.

In der Mittagspause beim Italiener erzähle ich Christian von dem Befund und zitiere aus dem Bericht der Klinik: »Die Summe der Ergebnisse aller bisher erfolgten Untersuchungen legt die Diagnose ALS nahe.«

»Oh nein! Die arme Frau! Ist denn jegliche andere Erkrankung, die mit einer Muskelschwäche einhergeht, ausgeschlossen worden?« Christian ist auch betroffen.

»Ich muss mich da jetzt erst mal auf die Einschätzung der Klinik verlassen. Heute Nachmittag habe ich die unangenehme Pflicht, die Patientin darüber aufzuklären.« Ich schaue auf die Uhr. »Ich hasse das! Noch zwei Stunden, dann kommt sie.«

Frau Kilian schleicht in mein Sprechzimmer. Gequält schaut sie aus dem Stuhl zu mir hoch. »Nicht, Frau Doktor, ich habe was ganz Schlimmes, oder?«

Ich schlucke. »Frau Kilian, die Ergebnisse der Untersuchungen haben leider gezeigt, dass Sie eine Erkrankung haben, bei der die Nervenzellen zerstört werden, die Ihre Muskeln versorgen. Durch deren Ausfall kommt es nach und nach zu einem Muskelschwund am ganzen Körper. ALS heißt die Krankheit. Amyotrophe Lateralsklerose. Obwohl sehr viel geforscht wird, gibt es bis heute leider noch keine befriedigende Therapie. Aber ein Medikament, das den Krankheitsverlauf verlangsamt, ist schon verfügbar. Das werde ich Ihnen auf jeden Fall verordnen.«

Frau Kilian bricht in ein Schluchzen aus. Sie schlägt die Hände vors Gesicht, und für einige Minuten hocke ich neben ihr, den Arm um ihre Schultern gelegt. Ich spüre, wie das Schluchzen und die Verzweiflung ihren zarten Körper schütteln, und kann nichts zu ihrem Trost sagen.

»Wie lange habe ich noch?«, stößt sie zwischen dem Schluchzen hervor.

Ich drücke sie noch einmal fest und gehe zurück zu meinem Schreibtisch. »Das kann man nicht genau sagen. Es ist sehr unterschiedlich. Aber die Krankheit wird am Anfang nur langsam voranschreiten. Sie werden Ihr Schicksal irgendwann annehmen und alles tun, um Ihr Kind und Ihren Mann gut versorgt zu wissen, so wie ich Sie einschätze. Frau Kilian, Sie dürfen die Hoffnung nicht aufgeben. Manchmal kommt auch bei so schwerwiegenden Krankheitsbildern alles anders, als man denkt oder als die Schulmedizin zu wissen glaubt.«

Zum ersten Mal hebt sie den Kopf.

Ich reiche ihr ein Taschentuch und ein Glas Wasser. Sie putzt sich die Nase, trinkt einen kleinen Schluck und setzt das Glas ab.

Dann fasst sie sich etwas. »Ich gehe jetzt nach Hause und rede mit meinem Mann. Oh Gott, was wird er sagen?«

Ich stehe auf und helfe ihr aus dem Stuhl. »Bitte kommen Sie in einer Woche noch einmal mit Ihrem Mann zu mir in die Praxis. Und danach auch in regelmäßigen Abständen, am besten einmal wöchentlich, wenn Sie das irgendwie einrichten können. Ich bin auch jederzeit für Sie am Telefon zu sprechen, okay, Frau Kilian?« Sie nickt und wirkt sehr schwach. Es scheint, als mache ihr jeder Schritt Mühe. Kein Wunder, nach so einer Nachricht.

Eine Woche später schiebt ihr Mann sie im Rollstuhl ins Sprechzimmer. Sie wirkt erbarmungswürdig. Ihre Augenlider hängen herunter. Alles an ihr sieht schwach und entkräftet aus. Ich bin erschüttert. So einen schnellen Verlauf bei einer ALS habe ich noch nie erlebt. »Hallo, liebe Frau Kilian. Herr Kilian! Schön, dass wir uns kennenlernen.«

Der sympathische junge Mann mit den dunkelblonden Locken schüttelt mir fest die Hand. »Ich habe den Rollstuhl schnell bei Bekannten ausgeborgt. Meine Frau kann seit gestern gar nicht mehr laufen! Selbst die Arme kann sie nicht mehr heben! Ich weiß nicht, was ich im Moment ohne die nette Frau Huber aus dem Haus machen würde. Sie betreut Mia ganztägig, und ich kann meine Frau Luisa dann versorgen.« Er hat Tränen in den Augen.

»Gut, dass Sie sich rechtzeitig darum gekümmert haben. Hat Mia denn irgendwas von Mamas Erkrankung mitbekommen?«, frage ich, um irgendwie den Zugang zu der jungen Mutter zu bekommen.

»Ja. Und sie macht das ganz großartig. Sie ist so lieb bei der Frau Huber. Abends fragt sie dann, ob ich ihr noch etwas vorlese, aber meine Stimme wird abends immer schwächer. Wir haben ihr erzählt, dass ich eine ganz dolle Grippe habe, die mich schwächt. Aber dass es mir hoffentlich bald besser geht. Und damit kommt sie gut klar.« Ein kleines, liebevolles Lächeln huscht über ihr Gesicht.

Sie sieht mich mit Schlafzimmeraugen an. »Nur ICH komme nicht gut klar. Morgens geht es noch, aber abends werde ich immer schwächer.«

Plötzlich stutze ich. Wie sie mich gerade angesehen hat mit diesem Schlafzimmerblick! Den hatte sie doch vorher nicht gehabt! Mensch, Nicole! Wach mal auf! Da stimmt doch etwas nicht mit der Diagnose! Für eine ALS ist sie eigentlich viel zu jung. Dann dieser rapide Abbau der Muskelkraft innerhalb von wenigen Tagen, jetzt die hängenden Augenlider! Diese Schwäche, die abends und nach Belastung schlimmer wird. Alles untypisch für eine ALS! Beides passt doch viel eher zu einer Myasthenie! Gib dich nicht mit dieser ALS-Diagnose zufrieden!

»Frau Kilian, mir kommt gerade ein Gedanke. Ich möchte es nicht auf sich beruhen lassen mit der ALS-Diagnose aus nur einer Klinik. Ich würde Sie gern schnellstmöglich noch einmal in einem Spezialzentrum für Muskelerkrankungen vorstellen, um Sie auf eine Myasthenie hin untersuchen zu lassen.«

Herr Kilian hat die Hand seiner Frau genommen. »Was ist denn das, Myasthenie?«

Ich gehe herum zu den beiden und hocke mich vor den Rollstuhl. »Das ist eine autoimmun gesteuerte Muskelerkrankung, die aber eine andere Ursache hat als die ALS und die man heute sehr gut behandeln kann. Ich will Ihnen zum jetzigen Zeitpunkt noch keine falschen Hoffnungen machen, aber versuchen sollten wir es auf jeden Fall in dieser Klinik. Ich rufe da sofort an und mache einen Termin.«

Während ich zurück zu meinem Schreibtisch gehe, sehe ich, wie die beiden sich umarmen und er ihr Gesicht in seine Hände nimmt.

Einige Tage später bekomme ich die erlösende Nachricht: Im Zentrum für Muskelerkrankungen hat man eine Reihe von Spezialuntersuchungen durchgeführt und die Krankheit Myasthenie zweifelsfrei nachweisen können. Sie hat also keine ALS!

In der Klinik beginnt man schon in derselben Woche die Therapie mit einem Spezialmedikament zur Stärkung der Muskelkraft und gibt ihr noch zusätzlich ein Kortisonpräparat zur Unterdrückung des krankhaften Autoimmunprozesses. Geplant sind nach der Entlassung noch weitere ambulante Vorstellungstermine in der Klinik. Und man wird der Patientin sehr wahrscheinlich bald die Thymusdrüse entfernen. Der Thymus ist ein kleines lymphatisches Organ hinter dem Brustbein, das bei der Entwicklung des Immunsystems eine große Bedeutung hat. Bei der Myasthenie ist der Thymus ursächlich oft daran beteiligt, dass irrtümlicherweise Antikörper gebildet werden, die sich gegen den Körper wenden, den sie eigentlich schützen sollen. Also ein »Verrücktspielen« des Immunsystems. Die Antikörper blockieren die Weiterleitung der elektrischen Impulse vom Nerv zum Muskel und führen so zu den Lähmungserscheinungen.

Beim nächsten Termin kommen die beiden Arm in Arm ins Sprechzimmer. Die Muskelkraft der jungen Frau hat offenbar schon deutlich zugenommen, und den Rollstuhl braucht sie auch nicht mehr. »Frau Doktor, mir geht es so viel besser, die Therapie hat schon jetzt ein kleines Wunder bei mir bewirkt.« Frau Kilian lächelt glücklich.

»Ich weiß gar nicht, wie ich Ihnen danken soll, dass Sie meine Luisa gerettet haben«, strahlt Herr Kilian und schüttelt mir mit beiden Händen die Hand.

»Danken Sie nicht mir, danken Sie lieber den hübschen Schlafzimmeraugen Ihrer Frau, die mich auf die richtige Fährte gebracht haben«, lache ich. »Am Anfang hatte mich gerade *das* in die Irre geführt, dass Ihre Frau eben dieses doch häufige Krankheitssymptom der hängenden Augenlider *nicht* hatte. Aber dann war es auf einmal da, und bei mir hat es klick gemacht.«

»Dann war es ja wirklich Glück, dass ich jetzt so aus der Wäsche gucke. Ich gewöhne mich bestimmt bald an meinen neuen, verschlafenen Look«, lächelt Frau Kilian.

Herr Kilian schaut seine Frau verliebt an. »Ich liebe deine Schlafzimmeraugen, und von mir aus können die für immer so bleiben. Und ich trage dich auch abends alle Treppen rauf und wieder runter, falls du es nicht mehr schaffst! Wenn du nur bei mir bist! Und auch immer bleibst!«

# 2 | Absturz

*Christian, Januar*

Vor mir sitzt eine 25-jährige Frau, die vollkommen in Tränen aufgelöst ist. Von vielen Pausen unterbrochen erzählt sie, dass ihr Vater vor drei Monaten beim Absturz seines Ultraleichtfliegers ums Leben gekommen ist.

»Papa war immer so megakonzentriert ... und er war so ein routinierter Pilot ... so umsichtig ... hat immer auf den Wetterbericht geachtet ... ich kann es einfach noch immer nicht verstehen ... es war ja auch kein Wind, kein Regen, die Sicht war komplett frei ... es war so unendlich furchtbar, ihn da vom Himmel fallen zu sehen. Er hat auch keinen Funkspruch losgelassen. Ich war oft gleichzeitig auf dem Flugplatz, weil ich auch fliege, seit ich 17 bin ... und an dem Tag war ich auch da.«

Die zarte Frau mit den kurzen dunkelbraunen Haaren, die viel jünger aussieht, als sie ist, wirkt vollkommen entwurzelt und allein gelassen. Immer wieder schnäuzt sie sich in ein großes Stofftaschentuch. Dann sieht sie mich aus ihren verweinten dunklen Augen an.

»Hört der Schmerz jemals auf? Ich kann es mir nicht vorstellen. Mein Freund hat mich hierhergeschickt und gemeint, ich solle das mal mit Ihnen besprechen. Jan sagt, ich hätte eine posttraumatische Belastungsstörung. Kann das sein? Ich kann gar nicht mehr schlafen, und wenn ich doch mal eindöse, habe ich die schlimmsten Albträume. Auch tagsüber habe ich ständig das Bild meines Vaters vor Augen. Wie ein Film, der ohne dass ich es will, vor meinen Augen abläuft. Wie er plötzlich so ganz steil herunterschoss ... ich hab von Weitem seinen Sturz auf die Erde gesehen ... ich fühlte mich so unendlich hilflos, wie er da aufprallte ... ich krieg die Bilder nicht aus dem Kopf ... wie er dalag ... wie der Notarzt und die Sanitäter ihn eingesammelt haben ... Ich bin immer noch so schreckhaft, ich zucke total zusammen, wenn ich draußen einen Krankenwagen höre ... Ich hab auch das Gefühl, ich muss mein Studium aufgeben ... und ich hab oft Kopfschmerzen und kann mich null konzentrieren ... weiß auch gar nicht mehr, wofür ich das alles mache. Hab ja immer mit meinem Papa zusammen über den Büchern gehangen. Er ist ... *war* ja im Flugzeugbau beschäftigt. Ich habe mein Ingenieurstudium vor vier Jahren angefangen. Jetzt ist mir das alles so egal geworden. Es interessiert mich nicht mehr.«

Ich lasse Julia weitererzählen und stelle keine Zwischenfragen, weil ich merke, dass dies alles jetzt zum ersten Mal aus ihr herausbricht. Sie muss es einmal komplett und umfassend loswerden. Danach erst werde ich mich einschalten.

»Meine Mutter hat direkt am Unglückstag gesagt, dass sie sofort kommt, aber sie lebt in Amerika, und ich weiß, dass sie mitten in einem Forschungsprojekt steckt. Sie ist Pharmazeutin ... ist schon seit fünf Jahren weg, seit meine Eltern sich getrennt haben. Sie kommt einmal im Jahr nach Deutschland. Ich habe zu ihr gesagt, sie muss nicht kommen. Sie ist dann doch zur Beerdigung ein paar Tage da gewesen. Die habe ich mit Jan und ein paar von Papas Freunden zusammen organisiert. Ich bin so froh, dass ich Jan habe.« Wieder schnaubt sie in ihr Taschentuch und fährt sich anschließend mit den Fingern durch die Haare, die jetzt in alle Richtungen abstehen wie bei einem kleinen Monchichi. Ihr Anblick rührt mich sehr.

»Und jetzt haben Sie also Schlafstörungen, Albträume und auch tagsüber immer wieder diese Flashbacks? Und Sie sind schreckhaft und unkonzentriert? Und verständlicherweise auch noch traurig.«

Sie nickt und schaut auf ihre Schuhspitzen.

»Ich denke, Ihr Freund hat da ganz recht, Julia. Das klingt wirklich nach einer posttraumatischen Belastungsstörung. Es ist gut, dass Sie so frühzeitig damit zu mir gekommen sind, weil man diese Traumatisierung dann ziemlich gut behandeln kann. Auch dass Sie sich jetzt schon einmal getraut haben, mir die ganze schreckliche Geschichte zu erzählen, war schon ein wichtiger erster Schritt. Ich denke, ich werde Sie sehr bald schon bei einer guten Traumaspezialistin vorstellen können. Sie arbeitet mit zwei Kollegen zusammen in einer Praxis für Psychotherapie. Trauen Sie sich das schon zu? Was meinen Sie?« Ich schaue sie abwartend an.

»Ich glaube ja. Ich möchte auch so schnell wie möglich raus aus dieser schrecklichen Situation. Diese Bilder loswerden. Diese Ängste!«

Ich nicke. »Das verstehe ich, und die Therapeutin wird mit Ihnen zusammen die beste Methode herausfinden, wie man Ihnen schon bald helfen kann. Vertrauen Sie mir, Julia. Es gibt einen Weg!«

»Okay, das ist dann zumindest schon mal ein Anfang, und ich bin meinen Gedanken nicht mehr so ausgeliefert«, seufzt Julia.

»Und bitte, rufen Sie mich jederzeit an oder kommen Sie vorbei, wenn es Ihnen schlechter geht oder Sie noch mal Gesprächsbedarf haben, ja?«

Sie steht auf und reicht mir ihre zarte Hand. »Ich danke Ihnen, Herr Doktor. Auch wenn ich es noch nicht ganz glaube, dass mir jemand helfen kann, versuche ich es.«

Es tut mir in der Seele weh, die kleine, verloren wirkende Person mit hängendem Kopf den Gang entlanggehen zu sehen. Ihr Freund, ein großer, breitschultriger junger Mann mit kurzem dunklem Haar, erwartet sie schon. Er legt sofort den Arm um sie und sieht mich fragend an.

»Sie hatten recht mit Ihrer Vermutung, Jan. Ich darf Sie doch so nennen? Ich kümmere mich um eine Vorstellung in der Praxis Wallenberg. Wir rufen Sie an, wenn wir einen Termin haben.« Ich versuche, aufmunternd zu klingen, aber es misslingt. Jan nickt und drückt Julia an sich, als sie zur Tür gehen.

Zurück in meinem Sprechzimmer greife ich sofort zum Hörer. »Frau Gerber, können Sie mich mit der Praxis Wallenberg verbinden? Frau Wallenberg persönlich, bitte.«

Nach ein paar Sekunden habe ich Bettina Wallenberg, eine gute Freundin, in der Leitung.

»Bettina, ich freue mich, dass wir uns mal wieder sprechen, wenns auch nur beruflich ist.«

Ich höre, wie sie einen Schluck trinkt. »Ja, hallo Christian. Für viel anderes reicht die Zeit bei uns ja leider doch selten. Was gibts denn?«

Ich erzähle ihr Julias Geschichte und höre, wie sie Notizen in den PC tippt. Dann seufzt sie. »Oje! Das arme Mädchen. Ich könnte mir gut vorstellen, dass wir ihr mit kognitiver Verhaltenstherapie und mit der EMDR gut helfen können.«

Ich muss kurz in meinem Gedächtnis kramen. »EMDR? Hat das nicht diese Amerikanerin entwickelt, in den Neunzigern?

Man lässt die Patienten ... warte mal ... vertikale Augenbewegungen machen ...«

»Fast richtig«, lacht Bettina. »Horizontale. Und dabei sollen sie versuchen, sich die traumatischen Erfahrungen genau in Erinnerung zu rufen.«

»Ach ja, genau. Ich habe mich immer schon gefragt, wie das eigentlich funktioniert.«

»Der Wirkmechanismus ist tatsächlich nicht bekannt. Aber es hilft sehr gut. Seit 2015 haben wir die Therapie im Leistungskatalog der Krankenkassen, und seitdem praktizieren wir sie mit wachsendem Erfolg. Ist zwar nicht unumstritten, weil eben nicht hundertprozentig belegt, aber wir kombinieren es ja auch meistens mit einer anderen Verhaltenstherapie und schauen bei deiner Patientin einfach mal, wie sie darauf reagiert. Wir bleiben in Kontakt, okay? Sie kann übrigens dann übermorgen um zehn Uhr zu uns zum Erstgespräch kommen.«

Ich bin froh. »Danke, dass du sie so schnell übernehmen kannst! Du hast was gut bei mir.«

Als ich aufgelegt habe, lasse ich den ganzen Fall noch einmal Revue passieren. Wie tragisch, dass das Mädchen den Unfallhergang mitansehen musste! Und warum ist der Vater wohl so sang- und klanglos vom Himmel gestürzt? Ist er vielleicht bewusstlos geworden? Hat er einen Herzinfarkt gehabt? Man wird das nie mehr ergründen.

Nach vier Wochen sehe ich Julia zum ersten Mal wieder. Sie sieht etwas frischer aus und weint auch nicht mehr während des Gespräches.

»Ich verstehe ja nicht, wie die Sache mit dem Hin- und Herbewegen der Augen funktioniert, aber irgendwie scheint es allmählich zu wirken, Herr Doktor. Ich bin echt überrascht! In der ersten Sitzung haben wir uns lange unterhalten, die Frau Wallenberg und ich. Da hat sie mir die EMDR-Therapie erklärt.« Julia schmunzelt. »Natürlich zuerst mal diese schwierige Abkürzung und Übersetzung: Eye Movement Desensitization and Reprocessing! Ein Zungenbrecher, oder? Heißt zu Deutsch: Desensibilisierung und Verarbeitung durch Augenbewegungen. Mein Kopf sollte dabei geradeaus gerichtet bleiben, sodass ich nicht den Kopf, sondern nur die Augen bewegen konnte, während ich ihren Finger mit den Augen immer fixieren musste. Den Finger bewegte sie dann relativ schnell vor meinem Gesicht hin und her. Während sie das tat, sollte ich mich auf die schrecklichen Dinge konzentrieren, die ich erlebt hatte. Alle Szenen und Bilder zulassen.«

»Ja genau, darüber habe ich mich jetzt auch noch mal weiter informiert. Durch die visuelle Fokussierung auf den Finger und das gleichzeitige Erinnern entsteht eine Art geteilter Aufmerksamkeit. Schritt für Schritt soll so dem furchtbaren Ereignis seine emotionale Bedeutung genommen werden. Ich finde dieses psychotherapeutische Verfahren auch sehr spannend.«

»Ja, das macht Sinn, was Sie sagen«, überlegt Julia. »Bevor wir dann die ersten richtigen Sitzungen gemacht haben, hat Frau Wallenberg mir vorgeschlagen, mir eine schöne Situation als Rückzugsort zu überlegen, falls ich es nicht mehr aushalte, mir die schlimmen Sachen vorzustellen. Dann könnte ich schnell in die Situation springen, die ich mir ausgesucht habe.«

Ich bin neugierig. »Darf ich fragen, welche Situation das war? Und hat das Hineinspringen dann funktioniert?«

Julia lächelt traurig. »Es sind zwei Situationen: Samstagmorgens, wenn Papa und ich manchmal zusammen gefrühstückt und uns dabei die Fachzeitschriften über das Ultraleichtfliegen angeschaut haben. Und der Tag, als ich zum ersten Mal selbst geflogen bin und eine Gans neben mir auftauchte und zu mir herüberschaute, als ob wir gemeinsam unterwegs wären. Das war wunderschön.«

Ich bin froh, dass sie schon wieder so über ihren Vater sprechen kann.

»Und haben Sie denn schon mal einen von diesen Rückzugsorten nutzen müssen?«

Sie schüttelt den Kopf. »Irgendwie nicht. Es ging tatsächlich ohne. Wie gesagt, ich begreife nicht, wie es wirkt, aber es geht mir echt schon ein bisschen besser. Außer meine Kopfschmerzen. Die sind immer noch da. Die werden sogar schlimmer.«

»Ja? Das könnte eine vegetative Reaktion auf den ganzen psychischen Stress sein.«

Sie schaut mich nachdenklich an. »Eigentlich habe ich die immer schon gehabt. Immer mal wieder wahnsinnig starke Schmerzen, unabhängig von Stress oder Entspannung. In letzter Zeit sehe ich dann auch manchmal ganz verschwommen. Ich nehme dann Ibuprofen. Dann gehts oft wieder. Papa hatte das auch. Habe ich wohl geerbt.«

Ich stutze. »Wie, Ihr Vater und Sie hatten beide schon längere Zeit solche starken Kopfschmerzen und haben das nie untersuchen lassen?«

Sie schüttelt den Kopf. »Ich dachte immer, das ist Migräne.«

Ich beuge mich vor. »Ja, das wäre auch das Wahrscheinlichste. Aber das müssen wir unbedingt abklären. Auch wenn das jetzt zusätzlich zu Ihrer Traumatherapie ist. Ich möchte da mal ein MRT machen lassen, ein genaues Bild vom Kopf in dieser Röhre, da haben Sie bestimmt schon mal von gehört, oder?«

»Ja, das kenne ich. Na klar, Herr Doktor, wenn Sie meinen.«

Ich stehe auf, um mit ihr zur Anmeldung zu gehen, wo Frau Gerber einen Termin für das MRT verabredet. »Mit Angiografie«, rufe ich noch in ihr Gespräch hinein, obwohl ich weiß, dass sie so was hasst. Aber eine Gefäßdarstellung ist in diesem Fall dringend angezeigt, und wenn jemand schon diese Untersuchung in der engen Röhre ertragen muss, kann man sich außer der Hirnstruktur auch die Blutgefäße im Gehirn mit anschauen.

»Dann sehen wir uns nächste Woche, nachdem das MRT gelaufen ist, Julia.« Wir geben uns die Hand.

»Und dazwischen habe ich auch noch zwei Therapiestunden.« Sie scheint sich darauf zu freuen und wirkt insgesamt deutlich zuversichtlicher als beim ersten Kontakt.

Ein paar Tage später halte ich den MRT-Befund in den Händen und muss schlucken. Julia hat ein Aneurysma! Eine lebensbedrohliche Aussackung einer Gefäßwand! Das Aneurysma ist zwei Zentimeter groß und liegt im Bereich der vorderen Hirnbasisarterie! Das muss natürlich möglichst schnell operiert werden, um den jederzeit drohenden Riss des Aneurysmas und eine Hirnblutung zu verhindern.

»Anja, können Sie mich bitte mit der Neurochirurgie in den städtischen Kliniken verbinden? Ich muss den Chefarzt persönlich sprechen.«

Nach einer Stunde kommt der Rückruf von Professor Diekenbrock.

»Herr Professor, ich habe hier eine 25-jährige Patientin mit einem zwei Zentimeter großen Aneurysma der *Arteria communicans anterior*. Es ist gerade diagnostiziert worden. Sie hat häufig Kopfschmerzen und sieht in letzter Zeit manchmal verschwommen. Der Vater der Patientin hatte wohl unter ähnlichen Symptomen gelitten. Er ist kürzlich aus ungeklärter Ursache beim Absturz eines Ultraleichtfliegers ums Leben gekommen. Möglich, dass er auch ein Aneurysma hatte, das während des Fluges gerissen ist und zu einer Hirnblutung geführt hat. Ich denke, wir sollten jetzt bei der Patientin keine Zeit verlieren.«

Der Professor reagiert sehr prompt und positiv auf meinen Vorschlag. »Das sehe ich genauso, Herr Kollege. Das schauen wir uns am besten hier in der Klinik an. Schicken Sie die Patientin mit einem Familienangehörigen und mit allen Befunden so bald wie möglich zu uns. Wir besprechen dann alle Risiken und die Notwendigkeit der Operation mit ihr. Auch wenn die bekanntlich keineswegs ungefährlich ist.«

»Verwandte hat sie nicht mehr, also zumindest nicht in der Nähe, aber dafür einen umso engagierteren Freund, der sie bei allem begleitet. Ich werde die beiden sofort anrufen. Ich danke Ihnen.«

Der Anruf bei Julia kostet mich Überwindung. Eine traumatisierte Patientin, die gerade wieder begonnen hat, Zuversicht zu schöpfen, die zudem mitten in der Trauer um ihren Vater steckt, jetzt mit so einer schlimmen Diagnose zu konfrontieren, das ist echt hart ... aber unumgänglich.

»Liebe Julia, ich muss mit Ihnen und Jan etwas Wichtiges besprechen. Können Sie bitte möglichst bald gemeinsam in die Praxis kommen? Heute noch!« Ich spreche die Nachricht auf die Mailbox, weil sie nicht ans Handy geht. Und ertappe mich dabei, dass ich erleichtert bin, sie nicht direkt erreicht zu haben. Niemand führt solche Gespräche gern – und erst recht nicht am Telefon.

Kaum zwei Stunden später tauchen die beiden an der Anmeldung auf und werden direkt zu mir weitergeschickt. »Was ist denn los, Herr Doktor? Ist was passiert?«, fragt Jan ganz außer Atem.

»Bitte nehmen Sie erst mal Platz. Ich habe das Ergebnis vom MRT. Es ist so, dass Sie ein Aneurysma einer Hirnbasisarterie haben, Julia. Das ist eine Aussackung in der Gefäßwand, die wahrscheinlich immer größer werden wird. Und irgendwann, wenn Sie sich anstrengen und der Blutdruck etwas steigt, kann diese Aussackung reißen. Ich will Ihnen keine Angst machen, aber ich muss es sagen: Wenn das passiert, könnten Sie an einer Hirnblutung sterben.«

Julia hat die Hände vor den Mund geschlagen. Ihre Augen füllen sich sofort mit Tränen. »Dann hat Papa das auch gehabt? Ja natürlich, deshalb hat er auch gar nicht mehr reagiert! ... Wie furchtbar ... mein armer Daddy.« Sie schluchzt nun hemmungslos in das T-Shirt von Jan, dessen Vorderseite nach kurzer Zeit ganz nass ist. Er streichelt ihr liebevoll über den Kopf.

»Ja, Julia. Das könnte wirklich sein. Genau deshalb müssen wir auch verhindern, dass Ihnen dasselbe passiert wie Ihrem Vater. Ich habe einen Termin bei Professor Diekenbrock in den städtischen Kliniken ausgemacht. Dorthin können Sie jetzt sofort kommen. Ich gebe Ihnen alle Befunde und die Bilder mit.«

Jan zieht Julia aus dem Sessel hoch und flüstert ihr zu: »Hey, Kleine, wir schaffen das alles gemeinsam. Ich bin immer bei dir, okay?«

»Sagen Sie mir Bescheid, Jan?«

»Mach ich, Herr Doktor.«

Es fällt mir unendlich schwer, die beiden jungen Menschen so gehen zu lassen. Am liebsten würde ich persönlich mitfahren und alle weiteren Schritte begleiten. Ich habe ja selbst vier Töchter in einem ähnlichen Alter wie Julia. Und die Vorstellung, dass sie in einer solchen Gefahr schweben könnten und nichts davon ahnen ...

Ich kann den beiden nur nachschauen, wie sie den Gang hinunter aus der Praxis verschwinden. Und mir sagen: Sie wird das schaffen!

Natürlich telefoniere ich noch zweimal mit Professor Diekenbrock, um zu erfahren, ob Julia sich für die OP entschieden und welche Methode er vorgeschlagen hat. Er berichtet mir, dass sie zugestimmt hat, das Aneurysma mit einem Clipping behandeln zu lassen. Bei dieser Operation wird der Schädel über der Augenbraue um zwei Zentimeter geöffnet, und es wird mit einem sehr dünnen, beleuchteten Endoskop/Mikroskop, mit dem der Chirurg auch um die Ecke schauen und die natürlichen Hirnfurchen und -gruben nutzen kann, die Stelle aufgesucht, an der das Aneurysma sitzt. Dann wird ein vom Endoskop »mitgebrachter« Titanclip auf die Aussackung gesetzt. So wird der dünnwandige, ausgesackte Teil des Gefäßes abgeklemmt, ohne die gesamte Arterie stillzulegen, welche natürlich für die Durchblutung des Gehirns existenziell ist.

Am Tag der Operation bekomme ich nachmittags einen Anruf von Julias Freund Jan.

»Hallo Herr Doktor, Julia hat den Eingriff gut überstanden! Keine Komplikationen! In ein paar Tagen kann sie schon nach Hause. Ich soll Sie auch schön grüßen. Ach ja, gestern ist auch ihre Mutter aus den USA gekommen, um bei ihr sein zu können.«

Na, Gott sei Dank! Ich bin erleichtert. Das ist dann noch mal gut ausgegangen. Ich habe leider schon andere Fälle gesehen, in denen ein Hirnaneurysma nicht oder zu spät entdeckt worden ist und es durch Ruptur, also das Reißen des Blutgefäßes, zu einer Hirnblutung gekommen ist, nicht selten mit tödlichem Ausgang. Oder mit schwersten Hirnschäden und monatelanger Reha für die Patienten, die oft alles neu lernen müssen, wie Kleinkinder.

Sollte die Mutter sich entschieden haben, langfristig bei ihrer Tochter zu bleiben? Das würde Julia möglicherweise zusätzlich stabilisieren und auch die Therapie der posttraumatischen Belastungsstörung positiv beeinflussen.

Vierzehn Tage später bekomme ich unverhofft Besuch in der Praxis. Julia steht gemeinsam mit Jan und ihrer Mutter in der Tür. Sie hat einen großen Blumenstrauß in der Hand und überreicht ihn mir lächelnd. Die Narbe über ihrer Augenbraue ist schon verblasst, und sie wirkt froh und optimistisch. »Danke, lieber Herr Doktor, dass Sie mir in jeder Hinsicht den Weg in meine Zukunft geebnet haben. Darf ich Ihnen meine Mutter vorstellen?«

Die groß gewachsene blonde Frau, mit der Julia so gar keine Ähnlichkeit hat, schüttelt mir fest die Hand.

»Ich weiß gar nicht, wie ich Ihnen danken soll. Dafür, dass Sie meine Tochter gerettet haben. Ich bleibe jetzt hier in Deutschland. Ich muss doch verrückt gewesen sein, Julia hier so allein zu lassen! Ich habe erkannt, dass sie mir das Allerwichtigste ist! Und dass wir jetzt hier wieder zusammen sind.« Sie wischt sich eine Träne aus dem Augenwinkel.

»Mama, ist doch alles gut jetzt. Jan war doch immer bei mir. Und apropos, Herr Doktor, Jan hat mir noch im Krankenhaus einen Heiratsantrag gemacht.«

So langsam wird es ja hier wie in einer Krankenhausserie, wenn sich am Ende alles zum Guten wendet, denke ich bei mir. Aber manchmal ist das Leben eben tatsächlich so. Überstandene Lebensgefahr lenkt den Blick von Menschen oft auf das, was wirklich zählt, und sie treffen Entscheidungen, die sie vorher vor sich hergeschoben haben.

Ich schüttle nun auch Jan die Hand und gratuliere den beiden. »Ich wünsche Ihnen ganz viel Glück und hoffe, dass Sie auch Ihre Therapie noch weitermachen, Julia ... und dann irgendwann ganz frei von Ängsten mit Ihrer Mutter und Jan zusammen den Ort des Unglückes noch einmal aufsuchen, um sich richtig von Ihrem Vater verabschieden zu können. Und vor allem hoffe ich, dass Sie den Gedanken loslassen können, dass irgendetwas von dem, was passiert ist, hätte verhindert werden können.«

»Ja, ich hätte nichts tun können. Und was ich machen konnte, habe ich ja jetzt wenigstens für mich selbst getan. Und da wäre Papa auch stolz drauf. Das weiß ich.«

Sie nickt mir noch einmal ernst zu, und dann verschwinden die drei den Gang entlang aus der Praxis. Hinaus ins Leben.

# 3 | La Traviata
*Nicole, Februar*

Er ist mit seiner Mutter, einer groß gewachsenen brünetten Frau, in die Praxis gekommen. Sie sieht mich aus ihren großen grünen Augen flehentlich an.

»Ich hoffe so sehr, dass Sie Elias helfen können. Es hat ihn komplett aus der Bahn geworfen, dass er wieder einen Anfall hatte. Frau Doktor, glauben Sie, man kann ihn relativ schnell wieder anfallsfrei bekommen? Mit Medikamenten vielleicht? Es wird doch wohl nicht wieder eine Operation nötig sein?«

Bei diesen Worten schaut Elias zum ersten Mal in meine Richtung. Zuvor hat der ernste junge Mann interessiert die Bilder in meinem Sprechzimmer betrachtet.

Nun räuspert er sich und beginnt mit einer ungewöhnlichen Stimme, die sowohl tiefe Schwingungen als auch höhere Obertöne zu haben scheint, zu sprechen:

»Besser keine OP, oh weh.
Besser nicht unters Messer.
Messer macht es nicht besser.
Nur damals, das eine Mal,
das war genial.
Hatte keine Wahl.
Da hatte ein Ende die Qual.
Kein Anfall mehr
– bisher –.
Aber nun

fühl ich mich duhn.
Was kann ich bloß tun?«

Nach diesen Reimen hebt er die Schultern und schaut auf einen Punkt in der Mitte meiner Stirn. Ich bin einigermaßen verwirrt über seine poetische Showeinlage und will gerade herzlich lachen, um meine Überraschung aufzulösen, aber irgendwas in seinem Blick hält mich zurück. Genau! Er schaut mir ja gar nicht in die Augen! Das starre Fixieren eines Punktes auf meiner Stirn ist natürlich antrainiert. Elias ist Autist.

Irgendwann im Laufe der (mühsamen) Sozialisierung merken die meisten Autisten, dass es sozial erwünscht ist und die Kommunikation enorm erleichtert, wenn man vorgibt, dem Gegenüber in die Augen zu schauen.

Ich bitte Elias, mir einmal seine gesamte Krankheitsgeschichte zu erzählen. Mir ist schon klar, dass sie aus weit mehr als »nur« einem Epilepsieleiden besteht.

»Als kleiner Bub hatte ich fünfzig Anfälle am Tag. Hat niemand gewusst, woran es lag«, beginnt er zu erzählen – wiederum in Versform. Erstaunt registriere ich, dass er sich offenbar ausschließlich in Reimen äußert, bitte ihn aber, nach einem Seitenblick auf seine Mutter, die zustimmend nickt, mit seinem Berichtsgedicht fortzufahren.

Mit verträumtem Blick mustert er nochmals das große Bild, das eine Landschaft zeigt, und beginnt dann – offensichtlich improvisiert und dennoch total unangestrengt – zu reimen:

»Meine Mutter war geplagt,
wie schon gesagt.
Sie brachte mich zu Ärzten,

um das Laster auszumerzen.
Nach vielen Jahren Quälerei,
ich wurde 14 noch dabei,
hat man mir in der Chirurgie
entfernt die teuflische Partie
von meinem Gehirn
und ohne Zwirn
verschlossen die Wunde.
Und sieh da, seit der Stunde
war ein neuer Elias geboren,
war nicht mehr verloren,
konnt richtig denken,
mein Hirn verrenken
und vieles studieren,
ohne Wort und Zahl kapieren,
was Musik mir bedeutet.
Denn es hatte geläutet
tief in mir drin:
Das Leben macht nur singend Sinn.
Da hab ich gesungen und fing an zu dichten,
und damit konnte ich alles richten.
Mein Leben war so schön wie ein Traum.
Doch nun … greift etwas nach mir und fordert Raum.«

So enden die Verse über sein bisheriges Leben. Nun schaut er traurig zu Boden.

Ich muss heftig schlucken, um den Eindruck, den dieser absolut außergewöhnliche Mensch auf mich macht, erst einmal zu verdauen. Angesichts seiner kunstvollen Worte habe ich nur banale, pragmatische Einfälle und murmle: »Das kriegen wir schon wieder hin, Elias, vertrauen Sie mir. Wir machen jetzt ein EEG bei Ihnen, und ich denke, mit einigen wohldosierten antiepileptischen Medikamenten werden wir Sie schnell wieder anfallsfrei bekommen.«

Nachdem Elias das Zimmer in Richtung EEG-Untersuchungsraum verlassen hat, ist es eine Zeit lang still. Dann richte ich das Wort an die Mutter: »Frau Maranow, können Sie mir Elias' Krankengeschichte noch einmal aus Ihrer Sicht schildern?«

»Ja, sehr gern. Sie haben ja nun schon mitbekommen, dass er ein einzigartiger Mensch ist. Ich habe seinen Fall schon vor und insbesondere nach der OP einigen Neurologen und Psychiatern vorgestellt. Mit 14 Jahren hatte er diesen epilepsiechirurgischen Eingriff. Man hat das Stück aus dem Gehirn entfernt, das man als Epizentrum der Anfälle identifiziert hatte. Seitdem hatte Elias nie mehr einen Anfall! Es war, als sei nach einem 14-jährigen Dauerbeben die Erde endlich zum Stillstand gekommen. Und ein kleiner, verschüttet gewesener Mensch kam aus den Trümmern herausgekrochen, um sich die Welt zum ersten Mal wirklich anzuschauen. Die Jahre, in denen er hauptsächlich vor sich hinvegetierte, immer mit einem Helm vor Stürzen geschützt, täglich von bis zu hundert Anfällen geschüttelt, die will ich Ihnen gar nicht genauer schildern. Mir tut das alles zu sehr weh. Es war wie ein nie endender Albtraum. Mein Mann verließ mich, als Elias sieben Jahre war. Ich hatte mir zwar ein Netz von Helfern aufgebaut, aber jeder Tag war für mich wie ein Marathon.

Meinen Beruf musste ich zeitweise ganz an den Nagel hängen. Als dann die Ärzte sagten, es gebe eine Chance, ihn durch die Operation zu heilen, war für mich klar, dass ich es machen lasse.

Drei Stunden nach der Operation, es war kurz vor seinem 14. Geburtstag, schlug er die Augen auf, und ich hatte das Gefühl, er sieht mich zum ersten Mal wirklich an. Er hat mein Gesicht erforscht, als wäre es eine Landkarte. Als er damit fertig war, lächelte er und drückte meine Hand. Offenbar war er glücklich. Danach hat er mich allerdings nie wieder so lang angesehen, und auch andere Menschen mustert er immer nur sehr kurz.

Als wir wieder zu Hause waren, hat er sich als Erstes der Sprache zugewendet. Bis zu dem Tag hatte er so gut wie gar nicht gesprochen. Ich dachte wirklich, er lernt es nie. Elias bildete zunächst nur Sätze aus wenigen Wörtern. Aber er lernte täglich neue hinzu, lauschte ihrem Klang und fing irgendwann an, die Wörter als Töne zu singen. Wunderschöne Töne! Gewaltige Töne, die einem eine Gänsehaut über den Rücken jagten. Er setzte die neu gelernten Wörter in Beziehung und wiederholte sie immer wieder, bis sie für sein Gefühl richtig zueinander passten. Dadurch hat er das Dichten entdeckt, und bis heute spricht er in diesen Reimen. Das sind zwar oft keine besonders hochkarätigen poetischen Einfälle, aber er kann eben nur so ausdrücken, was er denkt und fühlt.« Frau Maranow lächelt und macht eine kurze Pause, wobei sie nachdenklich aus dem Fenster schaut.

»Dann fing Elias irgendwann an, sich ans Klavier zu setzen und sich bei seinen selbst erfundenen Melodien zu begleiten. Es war, als ob die Genialität, die schon immer in ihm gesteckt hatte, durch den Wegfall der störenden Gewitter in seinem Kopf sich nun endlich die Bahn nach außen brechen könnte. Er hat fast ununterbrochen gespielt, gesungen und auch selbst komponiert, ohne jemals Noten gesehen zu haben. Schreiben und Rechnen hat er bis heute nicht gelernt. Er kann nicht einmal die Uhr lesen. Aber er hat so eine Musikalität in sich, dass er nur einmal einen Part aus einer Oper hören muss, wenn ich zu Hause übe – und schon kann er ihn komplett nachsingen, auch auf Italienisch.«

»Ach, Sie sind Opernsängerin?«

»Ja, ich singe regelmäßig an den städtischen Bühnen. Ich habe Gesang studiert und hatte als Nebenfach Klavier. Als Elias begonnen hat, sich selbst am Klavier zu begleiten, schaute ich also einmal näher hin. Er spielte vollkommen unorthodox, mit einem ganz verrückten Fingersatz, aber es klang wie das Original.« Ein kleines, stolzes Lächeln spielt um ihren Mund. »Ich versuchte, ihn musikalisch zu fördern, besonders im Gesang. Ich brachte ihm die Tenorpartien aus einigen Opern bei. Das gelang ihm sehr schnell. Aber als ich ihm eines Tages vorschlug, er könne doch jetzt endlich eine Schule besuchen, was vorher durch seine fürchterliche Epilepsie unmöglich gewesen war, sträubte er sich mit Händen und Füßen. Wie Sie sich denken können, in Reimform. Warten Sie, wie war das noch? Ungefähr so:

›Mama, oh nein!
Das muss doch nicht sein.
Bin froh hier zu Haus.
Will hier nicht raus!‹«

Frau Maranow denkt kurz nach. »Ach ja, dann ging es so weiter:

›Quäl nicht mein Herz,
Schule bringt Schmerz,
Lernen mit anderen Kindern
Wird mich nur weiter behindern.‹

So ungefähr hat er es formuliert. Sie kennen ja nun schon sein Talent, einen mit seinen Gedichten zu erweichen.«

Sie schaut mich mit hochgezogenen Augenbrauen an.

»Da konnte ich es einfach nicht über mich bringen, ihn in eine Schule zu schicken. Bis heute haben wir bestimmte intellektuelle Fähigkeiten nie überprüfen können, da er durch seine Einschränkungen keinerlei Intelligenztests machen konnte. Die Psychiater kamen zu der Auffassung, dass er eine isolierte Begabung für die Musik und für den Klang von Worten hat, aber in jeder anderen kognitiven Fähigkeit auf dem Stand eines Dreijährigen ist. Also ein geistig behinderter Autist mit einer Inselbegabung. Deshalb beschloss ich, ihn nicht weiter mit Versuchen zu quälen, ihn zu einem ›normalen‹ Menschen zu machen. Ich ließ ihn dichten, Klavier spielen und singen. Eines Tages hatte ich das Gefühl, dass es so weit ist, ihn einmal dem Intendanten der städtischen Bühne vorzustellen, denn warum, so dachte ich, sollte ein so großartiges Talent wie seines anderen Menschen vorenthalten bleiben? Er sang den Part eines jungen Dieners von Violetta aus *La Traviata*. Das machte er so gut, dass der Intendant, der natürlich über Elias' Besonderheit informiert war, sofort zustimmte, ihn in jener Spielzeit einzusetzen. Es war nur eine Nebenrolle, aber Elias hatte eine unglaubliche Präsenz auf der Bühne, sodass man ihn schon bald für andere, etwas größere Rollen vorschlug.

Sein Tenor festigte und verbesserte sich in den folgenden zehn Jahren enorm. Er ist jetzt dreißig und, wie Sie gesehen haben, eine schöne, stattliche Erscheinung.«

Frau Maranow schaut auf ihre schlanken Hände, die gefaltet auf dem Schoß liegen. »Und nun, vor drei Wochen, probten wir gerade für die wieder neu aufgelegte *Traviata*. Elias sollte zum ersten Mal eine Hauptrolle singen, den Geliebten von Violetta, Alfredo! Da bekam er plötzlich bei der ersten Kostümprobe einen Anfall. Er fiel einfach um. Wie ein gefällter Baum lag er da bestimmt zwei Minuten lang bewusstlos auf der Bühne. Es war ein richtiger Schock für alle. Ich singe in dem Stück eine Nebenrolle und war in seiner Nähe und sofort bei ihm. Er hat dann etwas getrunken und sich aufgerappelt. Danach ging es ihm wieder besser, aber das alles hat ihn vollkommen verunsichert. Er glaubt nun, dass er vielleicht bald wieder operiert werden muss und dann sozusagen zurückversetzt wird in den Zustand vor der OP. Das können Sie ihm doch hoffentlich ausreden. Das muss doch sicherlich nicht sein, oder?«

Nach dieser langen, spannenden Geschichte muss ich erst einmal durchatmen, bevor ich antworte:

»Frau Maranow, es ist sehr unwahrscheinlich, dass er noch einmal einen chirurgischen Eingriff benötigt. Das war damals einfach die Ultima Ratio, um diese ständigen, lebensbedrohlichen Anfälle zu unterbrechen. Und es hat ja auch bestens funktioniert. Wenn er nun bisher nur einmal einen Anfall hatte, kommt höchstens eine erneute Einstellung auf ein Antiepileptikum infrage. Aber zuerst möchte ich sehen, ob er überhaupt epilepsietypische Potenziale im EEG hat. Wenn nicht, müsste man auch nach einer anderen Ursache für den Anfall fahnden. Vielleicht war das Kostüm besonders warm oder schwer? Hatte er genügend getrunken und gegessen an dem Tag?«

»Ja, stimmt, dieses Kostüm ist ziemlich schwer. Es war zusätzlich auch sehr warm auf der Bühne durch die Strahler, und Elias war entsetzlich aufgeregt.«

Ich gehe zusammen mit Frau Maranow ins EEG-Zimmer, wo Elias schon wartet und, von Haube und Kabeln befreit, Anja mit seiner Reimsprache amüsiert.

Ich scrolle durch die zwanzigminütige EEG-Aufzeichnung.

»Also, Elias, das hier ist eine ganz normale Hirnstromkurve mit einer Alpha-Grundfrequenz von zehn Hertz. Ich sehe keine für eine Epilepsie typischen Ausschläge. Es ist also gar nicht sicher, dass Sie einen epileptischen Anfall gehabt haben.«

Ich wende mich Frau Maranow zu. »Wir beobachten es weiter und machen in zwei Wochen noch mal ein EEG. Ich denke aber eher, dass Ihr Sohn wahrscheinlich an dem besagten Tag einen Kreislaufzusammenbruch gehabt hat, vielleicht bedingt durch niedrigen Blutdruck, die Stauwärme und die Aufregung. Also eine schlichte Ohnmacht.«

Frau Maranow strahlt mich an. »Und das heißt, dass er weiter proben kann? Dass er keine Operation braucht? Keine Tabletten? Das wäre ja wunderbar!«

Auch Elias schaltet sich, mit einem kurzen Seitenblick auf Anja, wieder ein:

»Keine Chirurgie?
Bin glücklich wie noch nie.
Keine Tabletten?
Die können mich eh nicht retten.
Ich darf wieder zur Probe?
In voller Garderobe?
Doch bitte nicht zu heiß,
sonst rinnt mir der Schweiß
und ich fall auf die Bretter,
die die Welt bedeuten.

Dann brauch ich wieder Retter.
Und wenn unter den Leuten
nicht meine geliebte Mutter ist,
ist mein ganzes Leben nur ... Mist.«

Beim letzten Wort müssen wir alle lachen. Frau Maranow drückt Elias kurz an sich und schüttelt mir die Hand. »Bitte, Frau Doktor, darf ich Sie ganz herzlich einladen, gern auch mit Ihrem Mann zusammen, zur Premiere von *La Traviata* zu kommen? In ein paar Wochen ist es so weit.«

Zwei Monate später sitzen wir sehr gespannt im Zuschauerraum des Opernhauses, auf einem Logenplatz, und unterhalten uns noch leise über das Stück von Giuseppe Verdi. Er hat die Oper *La Traviata,* »die vom Wege Abgekommene«, um 1850 komponiert, inspiriert von Alexandre Dumas' Roman *Die Kameliendame* und dem daraus entstandenen Schauspiel. Es geht um die Kurtisane Violetta, die in Paris einigen Männern den Kopf verdreht. Unter ihnen ist auch Alfredo, der später ihr Geliebter wird. Am Ende stirbt sie an der Schwindsucht.

Der Vorhang hebt sich, und wir tauchen in die Geschichte der Violetta ein. Als »Alfredo« zum ersten Mal die Bühne betritt, bekommen wir beide eine dicke Gänsehaut. Elias hat wirklich eine Ausstrahlung, die atemberaubend ist. Sein samtiger Tenor und die auf Italienisch gesungenen Melodien, die er mit absoluter Leidenschaft verkörpert, erfüllen das gesamte Theater.

Verdi hat in seiner Oper eine geächtete und von der Gesellschaft abgelehnte Person ins Zentrum des Geschehens gestellt.

Das war für die damalige Zeit eine unerhörte Neuerung, so hatten wir es vorher im Internet gelesen.

»Und wir haben hier auch gerade eine bisher unerhörte Neuerung erlebt«, flüstert mein Mann, nachdem der letzte Vorhang gefallen ist. »Ein bisher im wahrsten Sinne des Wortes un-erhörtes Talent, das wie Phönix aus der Asche gestiegen ist und seine neue Welt hier auf der Bühne gefunden hat. In der normalen Welt würde er niemals klarkommen. Aber hier? Hier ist er ein Star!«

»Ja! Da hast du recht. Da bekommt der Spruch von den Brettern, die die Welt bedeuten, noch mal einen ganz anderen Sinn«, resümiere ich, als wir die Stufen des Opernhauses hinunter- und in die klare, kalte Luft des Abends hinausgehen. »Elias hat sich seine eigene Welt erobert.«

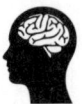 **EEG**

Die Abkürzung EEG steht für »Elektroenzephalografie«, zu Deutsch: Messung der Hirnströme. Unser Gehirn besteht aus einem dichten Netzwerk von vielen Milliarden Nervenzellen, die untereinander über elektrische Impulse kommunizieren. Die wellenförmigen Spannungsschwankungen (im Mikrovoltbereich), die bei der Messung von der Kopfhaut mit Oberflächenelektroden abgeleitet werden, geben Hinweise auf den Aktivitätszustand des Gehirns. Die normale Ruhefrequenz beträgt etwa acht bis elf Hertz, das ist der sogenannte Alpha-Rhythmus. Langsamere Wellen (Theta- und Deltawellen) findet man zum Beispiel bei Müdigkeit, im Schlaf und bei manchen Demenzformen, Schlaganfällen und Hirntumoren.

Bei der Epilepsie sieht man oft typische Entladungsmuster. Bei dieser Erkrankung ist das EEG die wichtigste diagnostische Methode.

# 4 | Unerträglich

*Christian, Februar*

Ich stehe mit Nicole in der Personalküche, wo ich mir gerade ein Glas Wasser holen wollte, und wir sprechen kurz über die interessante Patientin, die ich vorhin hatte. »Du, wie schwer betroffen ist denn die Frau mit der MS, die du eben untersucht hast? Hat sie viele Entzündungsherde im Gehirn?«, fragt Nicole. Sie hatte die Patientin kurz gesehen, als ich sie im Wartezimmer abholte und hinter ihr her zum Behandlungszimmer ging, und natürlich war auch ihr der Gang der jungen Frau aufgefallen. Und wie ich auch, vermutete sie sofort, dass die schwere Gangstörung durch eine Multiple Sklerose bedingt sei. Die Patientin schleifte ihren rechten Fuß über den Fußrücken hinter sich her. Die Oberseite ihres Schuhes war komplett abgewetzt, und sie knickte im Knie der betroffenen Seite sehr stark ein, sodass das gesunde Bein sich bei jedem Schritt mit viel Kraft und einem lauten Stampfen »hochdrücken« musste, damit sie überhaupt ein Bein vor das andere setzen konnte. Dadurch schaukelte ihr Körper beträchtlich. Ihre langen dunkelblonden Locken wippten bei jedem Schritt mit. Als ich sie überholte, um ihr die Tür zu öffnen, schaute ich ihr kurz ins Gesicht und sah, dass sie zufrieden lächelte. Sie wird aber offensichtlich sehr gut mit ihrem Schicksal fertig, dachte ich noch.

Ich antworte Nicole auf ihre Frage und verblüffe sie damit genauso, wie mich die Befunde überrascht hatten: »Keinen einzigen Entzündungsherd hat sie! Und auch nicht im Rückenmark! Sie hat definitiv keine Multiple Sklerose. Das MRT des Gehirns ist komplett unauffällig. Die Blutuntersuchungen beim Hausarzt waren auch ohne pathologischen Befund. Sie hat mir erzählt, dass sie diese Symptome schon seit mindestens vier Jahren hat und bereits bei einigen Ärzten war, zuletzt vor einem Jahr.«

»Und bei so einer heftigen Gangstörung hat sie nicht mit viel mehr Nachdruck versucht, die Ursache dafür herauszubekommen? Und sie schien mir sehr gelassen und geradezu glücklich, als ich sie vorhin weggehen sah.«

Ich lächle. »Genau! Und jetzt brauchst du mir nur noch zu sagen, was das auf Französisch heißt, und dann haben wir schon einen Teil der Diagnose.« Erwartungsvoll schaue ich Nicole an. Wir lieben solche Spielchen mit dem Wissen unseres Fachgebiets.

»*La belle indifférence!* Natürlich! Die schöne Gleichgültigkeit«, lacht Nicole.

*La belle indifférence* ist ein Begriff aus der Psychiatrie, den Sigmund Freud als Erster in die Psychoanalyse eingebracht hatte, beeinflusst durch seinen französischen Kollegen Charcot. Dieses Symptom einer »schönen Gleichgültigkeit« kommt bei Patienten vor, die eine Konversionsstörung haben; man kann auch dissoziative Störung dazu sagen. Die Begriffe bedeuten Umformung und Abtrennung. Sie beziehen sich darauf, dass ein tiefgreifendes psychisches Problem von Gedanken, Erinnerungen und Emotionen der Patienten abgekoppelt und dann umgeformt wird, zum Beispiel in eine körperliche Krankheit. Um es noch genauer zu sagen: Gesunde Menschen empfinden ihr ICH als Einheit von Erinnerungen, Emotionen und Handlungen. Bei einer dissoziativen Störung ist, meist aufgrund eines unerträglichen Ereignisses oder belastender Lebensumstände, dieses stabile Bild der eigenen Identität zerbrochen. Als Schutz blendet die Person das Ereignis komplett aus und formt es um in ein erträgliches Leiden. Die Gangstörung der Patientin ist sozusagen das kleinere Übel. Deshalb spricht man vom »primären Krankheitsgewinn«. Daher rührt auch die Gleichgültigkeit, die meine Patientin beim Erdulden ihres Leidens zeigt.

Vielleicht profitiert die Patientin auch im zwischenmenschlichen und sozialen Bereich sehr davon, dass sie nun eine »erklärbare« und »akzeptierte« Krankheit hat. Dies nennt man in der Fachsprache »sekundärer Krankheitsgewinn«. All diese Vorgänge sind den Betroffenen natürlich nicht bewusst. Und ihre Krankheitssymptome sind alles andere als vorgetäuscht.

Bei dieser Patientin wird es schon schwierig genug sein, ihr vorsichtig den Entstehungsmechanismus der Störung nahezubringen. Wie die meisten dieser Patienten hat sie bisher immer Ärzte aufgesucht und nie Psychologen, weil sie sich ganz sicher war, dass es einen rein körperlichen Grund für ihre Lähmung geben muss. Dass die Ursache aber viel tiefer liegt, muss man in ganz kleinen, einfühlsamen Schritten im Rahmen einer Psychotherapie aufdecken. So etwas ist für die behandelnden Psychiater oder Psychotherapeuten immer eine große Herausforderung.

Die traumatisierende Ursache ihrer Störung kann extreme Überforderung sein, ein Unfall, eine Naturkatastrophe oder eine Missbrauchserfahrung. Auch mangelnde Bindung an die

Eltern und fehlende Geborgenheit hat man schon damit in Verbindung gebracht. Sogar eine angeborene Neigung zur dissoziativen Störung gibt es wohl.

Ich gieße mir eine Tasse Kaffee ein. Wir haben beide gerade ein paar Minuten Zeit – beziehungsweise wir nehmen sie uns einfach. Diese kurzen Momente des Austausches sind wichtig für unsere Arbeit – und für unsere Beziehung. »Mir fällt gerade ein Fall aus meiner Zeit in der Facharztausbildung ein. Ein etwa vierzigjähriger Mann war auf einer Landstraße aufgefallen, weil er immer auf und ab lief. Ein Autofahrer hielt an und fragte, ob alles in Ordnung sei und ob er ihn mitnehmen könne. Der Mann meinte, es sei alles okay und ja, er würde ein Stück mitfahren. Er stieg dann in der nächsten Kleinstadt aus und setzte sich in ein Bushaltestellenhäuschen. Dort blieb er wohl drei Tage und drei Nächte lang sitzen. Er bewegte sich nicht von der Stelle. Ohne Essen und Trinken. Bis das einigen Anwohnern auffiel und sie ihn fragten, ob sie ihm helfen könnten. Als er bejahte, fuhr ihn jemand in die nächste Klinik.

Nachdem der entkräftete Mann dort erst mal reichlich Wasser und mehrere Brötchen bekommen hatte, wollte der diensthabende Arzt natürlich zunächst seine Personalien aufnehmen. Das scheiterte aber daran, dass der Mann keine Papiere bei sich hatte und keine der Fragen zu seiner Identität beantworten konnte. Er hatte einen umfassenden Gedächtnisverlust, wusste nicht, wie er hieß, wie alt er war, wo er herkam und was in den letzten Tagen passiert war.« Ich erinnere mich an jedes Detail. Und Nicole hängt atemlos an meinen Lippen. Sie spürt, dass meine Erinnerung eine Brücke zu unserer Patientin herstellen kann.

»Der Arzt in der Ambulanz hat dann sofort eine Untersuchung durch psychiatrische Fachärzte angefordert, und das war auch richtig so. Die Psychiater diagnostizierten eine schwere dissoziative Störung mit einer kompletten Amnesie. Was war nur geschehen? Vom Patienten waren weiterhin keine Informationen zu bekommen. Also fragte man bei der Polizei, ob es Vermisstenmeldungen gäbe. Und in der Tat wurde ein Mann vermisst. Nach einem Fotoabgleich war man sicher, dass es sich um den Patienten handelte. Seine Papiere hatte man in einem Auto gefunden, das vier Tage vorher von einer Landstraße über eine hohe Klippe in den Abgrund gestürzt war. In einer Kurve musste der Fahrer die Gewalt über den Wagen verloren haben. Darin saßen auch seine zwei Kinder und seine Frau, die wohl auf der Stelle tot gewesen waren. Man war sich aufgrund der Umstände nicht mal sicher, wer den Wagen überhaupt gefahren hatte. Es sah aber so aus, als sei die Frau an der Beifahrerseite aus dem Auto geschleudert worden. Nachdem man den Personalausweis des Mannes gefunden hatte, suchte man ihn zunächst natürlich intensiv an der Unfallstelle. Da man ihn nirgends fand, versuchte man ihn telefonisch und dann auch persönlich zu erreichen. Als auch dies nicht gelang, wurde er als vermisst gemeldet.

Der Mann muss also am Steuer gesessen haben und, noch bevor das Auto die Klippen herunterstürzte, aus dem Auto geschleudert worden oder gesprungen sein. Er muss anschließend noch seine tote Familie in der Schlucht liegen gesehen haben und ist dann auf die Landstraße gelaufen. Von dort aus konnte der Unfall von Vorbeifahrenden zunächst nicht bemerkt werden. In diesem Moment muss der Stresspegel des Mannes so unermesslich hoch gewesen sein, dass toxische Mengen von

Cortisol und Adrenalin durch seine Blutgefäße rasten und dazu führten, dass die schrecklichen Wahrnehmungen vom Bewusstsein abgespalten wurden. Weggesperrt in eine nicht zugängliche Ecke der Erinnerungen!«

Nach meiner aufwühlenden Erinnerung an diesen Fall sind wir beide eine Weile still.

»Unglaublich schrecklich! Der Schock hat dazu geführt, dass die Gedächtnisinhalte von seinem ICH abgekoppelt wurden, damit es nie mehr mit den schrecklichen Ereignissen konfrontiert werden muss. Und wie ist es dann gelungen, diesen Patienten irgendwie wieder zurückzuführen in seine Realität?«, fragt Nicole.

»Es war enorm schwierig! Er wurde einige Tage unter schützenden stationären Bedingungen behandelt. Man gab ihm beruhigende Medikamente und begann mit einer Psychotherapie, bei der dem Patienten die Geschehnisse vorsichtig erklärt wurden. Schon dadurch wurde er emotional etwas entlastet. Irgendwann konnte er das Geschehene realisieren und war somit auch wieder in seiner Identität angekommen. Aber in einer schrecklich traurigen Realität.« Ich seufze. »Da haben wir es ja bei meiner Patientin heute mit einem vergleichsweise leichteren Fall zu tun.«

»Auf welche Ursachen würdest du denn tippen?«

»Am ehesten kann ich mir eine enorme Überforderungssituation vorstellen. Die Patientin hat mir erzählt, dass sie bis vor vier Jahren ihre bettlägerige Schwiegermutter gepflegt hat. Die alte Dame war wohl ein richtig bösartiger Drachen und hat sie heftig tyrannisiert. Und niemand in der Familie hat ihre Arbeit wertgeschätzt. Dadurch kann bei empfindlichen Menschen auch schon mal so ein Stress entstehen, dass die Seele es nicht mehr aushält. Dieser länger andauernde Prozess, der irgendwie auch mit Minderwertigkeitsgefühlen und Selbsthass einhergeht, hat auf die Dauer buchstäblich zum Zerbrechen ihrer Identität geführt. Die Umformung in ein körperliches Leiden war dann das Beste, was der Seele als Lösung eingefallen ist«, sage ich. »Ich vermute Folgendes: Nachdem die Patientin die Lähmung entwickelt hatte, fiel sie von einem auf den anderen Tag für die Pflege der Schwiegermutter aus. Diese plötzliche Entlastung war ein typischer sekundärer Krankheitsgewinn.«

»Tja, es ist zwar ein guter Schutzmechanismus der Seele. Aber andererseits auch teuer erkauft, wenn man dafür mit einer Behinderung leben muss. Ich glaube, nach der Diagnose, die für uns den Endpunkt der Arbeit bedeutet, fängt bei ihr, wenn sie denn überhaupt mit einer Therapie einverstanden ist, ein ganz langer Arbeitsprozess an. Hoffentlich schafft sie das«, gibt Nicole zu bedenken.

»Manche Patienten schaffen es nicht, weil sie sich nicht auf die Therapie einlassen können. Sie behalten tatsächlich lieber ihr ganzes Leben lang ihre Krankheit, als sich mit dem eigentlichen Problem zu konfrontieren.« Ich gehe zur Tür, drehe mich aber grinsend noch mal um. »Wobei: Mit einem solchen Drachen von Schwiegermutter wäre mir ein Hinken vielleicht auch lieber!«, lache ich. Und mache mich auf zum nächsten Patienten.

# 5 | Eine gute Fassade
*Nicole, März*

Die alte Dame, die in Begleitung ihrer Tochter gekommen ist, macht einen gepflegten Eindruck. Sie hat einen hellblauen Hosenanzug, ein weißes T-Shirt und dazu ein Halstuch in frischen Farben an. Das schneeweiße Haar trägt sie in einer flotten Föhnfrisur.

»Was führt Sie denn zu mir, Frau Sondermann?«

Sie lächelt dezent. »Ja, so richtig weiß ich das auch nicht.« Sie schaut zu ihrer Tochter hinüber.

»Mutti, du sollst der Frau Doktor einfach nur erzählen, weshalb ich mir in letzter Zeit etwas Sorgen um dich mache.« Ihre Tochter, eine untersetzte, mütterlich wirkende Frau Anfang fünfzig, rutscht auf die vordere Stuhlkante.

»Um mich? Um mich braucht man sich keine Sorgen zu machen.« Die alte Dame wirkt etwas eingeschnappt. Die Tochter insistiert: »Ja, aber was ist denn mit dem Herd, den du jetzt schon dreimal voll aufgedreht hattest, um etwas zu kochen? Einmal war ein Topf mit Fett darauf. Mmh? Und das hattest du dann ganz vergessen! Dann hat es eine riesengroße Rauchschwade gegeben, sodass die Nachbarn fast die Feuerwehr gerufen haben.«

Die Dame lacht kurz und etwas pikiert auf. »Ach so, das meinst du. Die Nachbarn sind aber auch sehr überspannt und nervös«, sagt sie dann erläuternd in meine Richtung.

»Frau Sondermann, darf ich Ihnen ein paar Fragen stellen?«, schalte ich mich nun ein.

»Nur zu«, nickt sie gnädig.

»Wie alt sind Sie denn?«

»Also ich … ach das wollen Sie gar nicht wissen. Schon viel zu alt. Man wird immer älter, und es wird immer unwichtiger, wie alt man ist, wissen Sie?«, belehrt sie mich.

»Gut. Sie haben Ihre Tochter mitgebracht. Haben Sie denn auch Enkelkinder?«

»Ja, sicher!«

»Und können Sie mir sagen, wie viele es sind und wie sie heißen?«

Jetzt ist Frau Sondermann sichtlich böse auf mich. »Ja sagen Sie mal, was für Fragen stellen Sie denn? Natürlich weiß ich alle Namen von meinen Enkeln, wäre doch gelacht, wenn eine Omi die nicht wüsste.«

»Wie viele sind es denn?«

Verunsichert schaut sie zu ihrer Tochter. »Also, Katja, stell dir mal vor, die Frau Doktor glaubt nicht, dass ich das weiß! Drei sind es.«

Sie erntet einen missbilligenden Blick von ihrer Tochter.

»Mindestens!«, fügt sie schnell hinzu.

»Okay, Frau Sondermann, sagen Sie mir bitte einmal, welchen Monat wir gerade haben.«

Gespieltes Erstaunen. »Ach, Frau Doktor, das wissen Sie nicht? Das wissen wir doch alle hier.« Sie blickt an sich hinunter, sieht die luftige Bekleidung und zwitschert erleichtert: »Sommer.«

Ich übergehe ihre Fehleinschätzung. »Ich finde, Sie haben ein sehr flottes Frühlingskostüm an. Und Sie sehen so gepflegt aus. Stellen Sie sich Ihre Kleidung immer noch selbst zusammen? Und das mit der Haar- und Körperpflege klappt auch noch allein?«

Der starre Blick der Tochter und ihr heftiges Kopfschütteln zeugen vom Gegenteil.

»Ja, natürlich! Nicht wahr, Katja? *Noblesse oblige, comme toujours*«, perlt Frau Sondermann in gutem Französisch herunter. »Oh, und bei unseren Afrikareisen, da habe ich immer eine ganz wunderhübsche Garderobe dabeigehabt. Oder, Katja?«

Ihre Tochter verdreht jetzt zum ersten Mal die Augen.

Ich frage weiter: »Wie alt ist denn Ihr Ehemann?«

Frau Sondermann schaut etwas ratlos, kaschiert es aber gut mit einer hilflosen Geste. »Also, wenn Sie mich jetzt so direkt fragen ...«

»Ja?«

»Ja, also so ganz spontan, so ad hoc?«

»Ja.«

»Da müsste ich jetzt aber überlegen.« Sie schaut nachdenklich aus dem Fenster, und als sie mich wieder ansieht, hat sie die Frage offenbar vergessen. Jedenfalls lächelt sie strahlend. »So. Haben wir es dann? War alles zu Ihrer Zufriedenheit, Frau Doktor?«

»Na ja, so ganz nicht, um ehrlich zu sein. Ich werde Sie jetzt noch gründlich neurologisch untersuchen. Können Sie sich einmal auf die Liege legen?«

Frau Sondermann ist sichtlich irritiert über den Verlauf des Vormittags. Sie hatte sich sicherlich nur auf eine nette Unterhaltung eingestellt. Nun auch noch diese Umstände!

Die neurologische Untersuchung ist unauffällig. Die Patientin ist außerdem für ihre 85 Jahre noch in einer ausgesprochen guten körperlichen Verfassung.

»So, das sieht doch alles sehr gut aus. Jetzt möchte ich zusätzlich noch einen Gedächtnistest und ein EEG bei Ihnen machen lassen, Frau Sondermann, einverstanden? Ich begleite Sie schon einmal in den Untersuchungsraum, dort nimmt Anja Sie in Empfang und wird die Untersuchungen durchführen. Ich spreche in der Zeit ein wenig mit Ihrer Tochter. Ist das in Ordnung für Sie?«

»Ich wüsste nicht, wofür wir einen Gedächtnistest brauchen, Frau Doktor. Aber gut, wenn Sie es so wollen. *C'est la vie.* Und danke, Sie brauchen mich nicht zu begleiten, ich kann sehr gut allein gehen.« Sie steht auf und geht mit sehr geradem Rücken nach nebenan in den EEG-Raum.

»Frau ... wie ist eigentlich Ihr Nachname?«, frage ich die Tochter.

»Kammrich.«

»Frau Kammrich, Sie haben natürlich gut daran getan, Ihre Mutter einmal vorzustellen. Es tut mir leid. Ihre Mutter hat Alzheimer, da bin ich mir ziemlich sicher.«

»Oh, nein! Ich habe es ja schon vermutet ... Aber wenn ich es jetzt so von Ihnen höre, ist es doch ein Schlag!«

»Ja, das glaube ich Ihnen. Vor allem weil sie so eine unglaublich gute Fassade hat und offenbar immer eine selbstbewusste und zufriedene Frau war, stimmt das?«

»Da haben Sie den Nagel auf den Kopf getroffen, Frau Doktor. Meine Mutter war Schauspielerin. Sie hat gefühlt ihr Leben lang immer eine Rolle gespielt. Die der ›Grande Dame‹, die fließend Französisch sprach, mit meinem Vater auf Weltreise ging und sich Personal leisten konnte. Aber seit einem Jahr wird das immer mehr zu einer Farce. Stimmt, sie schafft es, fast jeden zu täuschen, was ihr Gedächtnis angeht. Da kommt ihr die Schauspielkunst echt zugute. Dem Gärtner hat sie letztens

Anweisungen gegeben, ein ganzes Beet voller Christrosen zu pflanzen! Im März schon! Und hat ihm für den Einkauf fünf Euro in die Hand gedrückt! Er kam ganz verdutzt zu mir und fragte, was er damit anfangen solle. Sie bekam es mit und wand sich heraus: ›Was ist denn? Eine Pflanze zur Probe sollten Sie erst einmal holen. Und außerdem Pfingstrosen, das habe ich klar und deutlich gesagt.‹ So pfiffig sie manchmal noch erscheint, so hilflos ist sie aber dann, wenn sie mal einen Kaffee kochen möchte. Sie weiß nicht mal mehr ansatzweise, wie das geht. Mein Vater ist auch schon ganz verzweifelt. Der tut mir auch so schrecklich leid.« Frau Kammrich hat Tränen in den Augen.

Die Tür geht auf, und Anja kommt mit dem Testbogen herein.

»So, Frau Doktor. Die Frau Sondermann ist noch im EEG, aber der Test ist schon mal fertig. Es waren insgesamt nur zwei von dreißig Punkten«, flüstert sie mir zu.

»Ja, danke, ich habe es mir schon gedacht«, antworte ich leise und spreche dann etwas lauter, an die Tochter gewandt: »Der Test hat es objektiviert. Es sind leider nur sehr wenige Punkte. In dem Stadium, in dem Ihre Mutter schon ist, konnte sie bei diesem Demenztest unmöglich besser abschneiden. Es ist der sogenannte MoCA-Test, MoCA steht für Montreal Cognitive Assessment. Sie musste eine Uhr mit Zahlen und Zifferblatt zeichnen, die auf zehn nach elf stehen soll. Dann einen dreidimensionalen Würfel. Danach eine logische Zahlen-Buchstaben-Kombination mit selbst zu zeichnenden Linien vervollständigen. Außerdem sollte sie drei Tiere, nämlich Elefant, Nashorn und Kamel, anhand einer Zeichnung erkennen, sich fünf Wörter über zehn Minuten hinweg merken und dann reproduzieren, zwei schwierige Sätze fehlerfrei nachsprechen und eine Minute lang Wörter aufzählen, die mit dem Buchstaben F beginnen. Zum Schluss wird noch das Datum mit Jahr, Monat, Tag und Wochentag abgefragt.« Ich zucke mit den Schultern. »Wie Sie sich denken können, war das viel zu schwierig. Ich schaue mir das EEG jetzt noch an. Möglicherweise sehe ich da schon eine deutliche Verlangsamung der Hirnaktivität. Frau Kammrich, bitte machen Sie bei Frau Gerber direkt noch einen Termin für eine Wiedervorstellung in zwei Wochen. In der Zwischenzeit sollten wir noch ein MRT des Kopfes durchführen lassen, um andere mögliche Ursachen für eine Demenz ausschließen zu können, zum Beispiel massive Hirndurchblutungsstörungen oder einen Hirntumor. Wir nehmen auch Blut ab und bestimmen zur Sicherheit noch den Vitamin-B12-Spiegel und die Schilddrüsenwerte. Danach können wir vielleicht auch einmal über ein Antidementivum sprechen, ein Medikament, das die Symptome etwas bessern und den Verlauf der Alzheimerkrankheit verlangsamen könnte, okay?«

»Ja. Gut.« Frau Kammrich starrt vor sich auf den Boden. »Ich habe es gar nicht krachen hören«, sagt sie und lächelt traurig.

»Wie meinen Sie das?« Ich bin schon an der Tür.

»Na, als die Fassade meiner Mutter eingestürzt ist.«

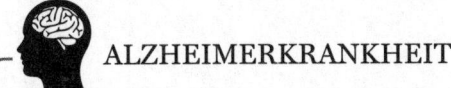

# ALZHEIMERKRANKHEIT

Die Alzheimerkrankheit ist mit circa siebzig Prozent die häufigste Demenzform und, von Ausnahmen abgesehen, eine Erkrankung des hohen Lebensalters. Erste Symptome sind Gedächtnis- und Orientierungsstörungen.

Die eigentliche **Ursache** der Erkrankung ist noch unbekannt. Im Gehirn von Betroffenen finden sich vermehrt Ablagerungen pathologischer Eiweiße: das Beta-Amyloid (Amyloid-Plaques) und das Tau-Protein. Diese bedingen ein fortschreitendes Absterben von Hirnzellen, besonders in der für das Gedächtnis wichtigen Hippocampus-Region.

Im Nervenwasser lässt sich eine typische Befundkonstellation der Tau- und Beta-Amyloid-Eiweiße nachweisen. Die Kernspintomografie zeigt den Schwund der Hirnsubstanz.

Die aktuell in Deutschland zugelassenen **Medikamente** (**Antidementiva**) wie Donepezil, Rivastigmin, Galantamin und Memantine können die Symptome leicht verbessern und den Krankheitsverlauf verzögern.

Ein möglich neuer **Therapieansatz** ist die Behandlung mit Antikörpern, bei der die schädigenden Eiweißverklumpungen aufgelöst werden sollen.

Gentherapien, die darauf abzielen, die krankhaften Eiweiße erst gar nicht entstehen zu lassen, sind noch Zukunftsmusik.

Neben der medikamentösen Behandlung spielen soziotherapeutische Maßnahmen, Bewegungstherapie, Ergotherapie und Beratungsangebote für die Angehörigen eine wichtige Rolle.

# 6 | Nord- und Südpol
*Christian, März*

Ich höre aus dem Wartezimmer draußen eine männliche Stimme schallend lachen. Es klingt aber nicht wie ein fröhliches oder amüsiertes Lachen, sondern eher etwas übertrieben, exaltiert und gekünstelt. Daher wundert es mich nicht, dass Frau Gerber mich kurz darauf über das interne Netz anruft.

»Herr Doktor, können Sie bitte den Herrn Barkley vorziehen? Er macht hier eine One-Man-Show im Wartezimmer und hat gerade angefangen, mit einer anderen Patientin zu flirten.« Frau Gerber ist mit dem Telefon in einen der Untersuchungsräume gegangen, damit man sie im Wartezimmer nicht hören kann.

»Ja, aber sicher doch. Besser ist das! Schicken Sie ihn herein.«

Ich höre, wie Herr Barkley, sichtlich geschmeichelt von der Vorzugsbehandlung, pfeifend den Gang entlangkommt.

»Dann will ich mal schauen, wie ich dem Herrn Doktor heute den Tag verschönern kann«, säuselt er, als er grinsend in der Tür des Sprechzimmers auftaucht.

Mit seinen 1,95 Meter ist er eine stattliche Erscheinung. Der dunkelhaarige Mann mit der stets gebräunten Haut und den blauen Augen könnte auf den ersten Blick durch und durch angenehm wirken. Aber so maniert und »drüber«, wie er jetzt hereinkommt, erregt er vom ersten Moment an eher mein Mitleid.

Herr Barkley hat in seinem Leben schon einige manische Phasen durchgemacht, von denen ich in unserer Praxis bisher drei mitbekommen habe. Der Patient ist 58, besitzt ein Autohaus und kann sich ohnehin jeglichen Luxus erlauben. Aber so overdressed wie heute habe ich ihn noch nie erlebt. Er trägt ein Lederjackett, dem man ansieht, wie teuer es gewesen sein muss, eine übertrieben dicke Goldkette nebst passender Designeruhr und Kroko-Cowboystiefel. Außerdem hat er so viel Aftershave benutzt, dass es einem den Atem verschlägt.

»Hallo, Herr Barkley. Nehmen Sie erst einmal Platz. Erzählen Sie mal lieber, was *ich* heute für *Sie* tun kann«, versuche ich seine Hochstimmung in eine von mir vorgegebene Bahn zu lenken.

»Ach, war nur noch mal die Laborkontrolle. Die hübsche Anja hat das wieder ganz toll gemacht mit der Blutentnahme. Ansonsten gehts mir super. Außer dass ich mich von meiner Frau getrennt habe. Aber so ist das Leben nun mal. Man muss auch mal konsequent durchziehen, was für einen selbst das Beste ist. Und meine Frau hat mich nur noch runtergezogen: Mach dies nicht; kauf das nicht; wo willst du schon wieder hinreisen? Warum lädst du so viele Freunde einfach auf einen Wochenendtrip nach Mallorca ein? Das hat mich alles zu sehr genervt. Echte Spaßbremse. Jetzt bin ich erst mal ausgezogen.« Er grinst und spielt mit seinem Autoschlüssel, den er die ganze Zeit in der Hand hält.

»Ach, das tut mir aber jetzt wirklich leid, Herr Barkley. Ihre Frau hat doch immer zu Ihnen gehalten, auch in den Phasen, wo Sie nicht so gut gestimmt waren, wie Sie es jetzt sind, oder?«

»Ja, ja. Schon. Aber das liegt ja jetzt hinter mir. Und wenn ich ehrlich bin, übt sie auch nicht mehr so eine Anziehungskraft auf mich aus wie früher. Wenn Sie verstehen, was ich meine.«

Jetzt wirft er seinen Schlüssel von einer Hand in die andere und schaut mich anzüglich an.

»Aha. Tja. Haben Sie denn schon mal darüber nachgedacht, dass die Phase, in der Sie sich jetzt so fantastisch fühlen, auch irgendwann wieder enden könnte?«

»Nee. Will ich auch nicht. Ich habe auch schon eine neue Partnerin. Ilona! Die bremst mich nicht so. Mit der kann ich das Leben in vollen Zügen genießen. Seit zwei Monaten wohne ich schon bei ihr.«

»Oh. Das ging aber schnell.«

»Jaja, Ilona ist von der schnellen Truppe. Ich hab sie auch schnell kennengelernt. Superschnell sogar. Im Internet. Sie kam gleich am ersten Abend mit mir nach Hause, als meine Frau verreist war. Na ja, und seitdem ist sie jetzt nur noch für *mich* da.«

»Ach so? Das hört sich fast so an, als sei Ilona eine Prostituierte?«

»Na ja, früher vielleicht. Wenn Sie das jetzt so formulieren, klingt es komisch. Aber nein, jetzt ist sie ja mit mir zusammen. Sie ist 25 Jahre alt und wunderschön.«

Fast verschlucke ich mich an dem Tee, von dem ich gerade etwas getrunken habe. »25, sagen Sie?«

»Ja, wie gesagt, schön und jung. Und arm! Deshalb habe ich ihr auch schon hier und da ein bisschen unter die Arme gegriffen. Ich kann es mir ja erlauben.« Er wirft den Schlüssel hoch, fängt ihn wieder auf und lacht Beifall heischend. »Ich bin froh, dass ich meinen Porsche heute auch mal selbst fahren darf. Sonst düst *sie* nämlich immer damit durch die Stadt.«

Ich bin ziemlich beunruhigt und klicke mich möglichst unauffällig durch die Daten in der elektronischen Karteikarte.

Zuletzt haben wir uns vor drei Monaten gesehen. Damals wirkte Herr Barkley psychisch stabil. Er war zuvor seit Jahren auf Lithium eingestellt gewesen, ein bewährtes Medikament bei bipolarer Störung. Die durchgeführte Laborkontrolle hatte ergeben, dass sich seine Nierenwerte unter der Lithiumtherapie bedrohlich verschlechtert hatten. Deshalb hatte ich das Lithium damals langsam abgesetzt und ihm als Alternative Valproinsäure verordnet. Danach ist Herr Barkley aber nicht mehr zu den erforderlichen Verlaufskontrollen erschienen. Ich kann deshalb schwer beurteilen, warum der Patient so komplett in eine manische Phase gerauscht ist.

»Herr Barkley, ich hatte Ihnen doch das neue Medikament verordnet. Haben Sie das denn regelmäßig eingenommen?«

»Ach so, das? Ja, zuerst schon. Aber dann wurde es mir davon ganz schön übel, kann ich Ihnen sagen. Dann habe ich es weggelassen. Aber ich brauche ja jetzt keine Medikamente mehr. Sie sehen ja selbst, wie gut es mir geht.« Er strafft seine Muskeln, schiebt seine Hüfte vor und rückt seinen Gürtel mit der dicken Designerschnalle zurecht.

»Hätten Sie heute nicht mal Lust zu einer kleinen Spritztour in meinem Porsche, Herr Doktor? Dann fahren wir am Golfplatz vorbei, und ich lade Sie zu einem kleinen Schnupperkurs mit Carla, meiner Golflehrerin, ein. Die ist vielleicht eine Granate! Danach gebe ich ein Gläschen Schampus aus. Anschließend fahren wir zu einem De-luxe-Essen ins Restaurant eines Bekannten von mir, der einen Dreisternekoch beschäftigt. Endlich mal wieder gescheit essen! Wie klingt das?«

Das klingt richtig durchgeknallt, denke ich bei mir.

»Vielen Dank für die Einladung, aber Sie sehen ja, wie viel hier los ist. Und ich möchte mich doch erst mal um Ihre Gesundheit kümmern. Herr Barkley, Sie befinden sich momentan in einer manischen Phase. Ich befürchte, dass es Ihnen langfristig ohne Medikamente gar nicht gut gehen wird. Können wir uns darauf einigen, dass Sie es mit einem anderen Medikament als der Valproinsäure versuchen? Von dem Medikament wird Ihnen auch nicht übel werden.«

Herr Barkley ist immer noch ganz begeistert von seiner Idee, mit mir zum Golfen zu gehen. Jedenfalls hört er gar nicht auf, mich mit glänzenden Augen anzustrahlen.

»Klar, können wir machen. Wenn Sie dann meine Ilona kennenlernen, werden Sie sie auch mögen!«

»Ja, ganz bestimmt! Ich mache Ihnen jetzt ein Rezept fertig, und Sie nehmen bitte morgens und abends eine Tablette, ja? Und in drei Tagen kommen Sie bitte wieder hierher. Nicht vergessen, okay? Frau Gerber schreibt es Ihnen noch mal auf einen Terminzettel.«

»Ja, wunderbar! Dann sehen wir beide uns schon bald wieder. Da freue ich mich! Und das mit dem Golfen und Schampus-Trinken holen wir dann irgendwann nach.«

»Ja natürlich, aber erst einmal bitte mit den Tabletten beginnen, okay?«

»Si, claro! Wird gemacht!« Er salutiert zum Abschied.

Ich höre noch, wie er bei Frau Gerber das Rezept und den Terminzettel abholt, natürlich nicht, ohne sie anzuflirten. »Oh, Sie haben aber die Haare wieder besonders schön heute, Frau Gerber«, flötet er und tänzelt dann aus der Praxis.

Ich hatte es schon befürchtet: Herr Barkley kommt nicht wieder in die Praxis. Weder nach drei Tagen noch in den nächsten vier Wochen hören wir etwas von ihm. Und da er wohl tatsächlich bei der ominösen Ilona wohnt, ist er auch nicht unter seiner gespeicherten Festnetznummer zu erreichen. Und sein Handy hat er wohl verloren. Oder er geht einfach nicht ran, wenn wir anrufen. Mir ist äußerst unwohl bei dem Gedanken, ihn in dieser manischen Hochphase so gar nicht mehr betreuen zu können.

Eines Tages erreiche ich endlich seine Frau.

»Frau Barkley, gut, dass ich Sie erreiche. Ich wollte mich nach Ihrem Mann erkundigen. Wissen Sie etwas über ihn?«

»Oh, da bin ich momentan überfragt, Herr Doktor. Nett von Ihnen, dass Sie sich kümmern, aber Hennes braucht im Moment wohl keine Hilfe. Sie haben sicher gehört, dass er ausgezogen ist?«

»Ja, das hatte er mir vor drei Monaten erzählt, als er das letzte Mal hier in der Praxis war. Sie kennen diese manischen Phasen bei ihm ja zur Genüge. Aber dieses Mal scheint sie besonders ausgeprägt und lang anhaltend zu sein, und vor allem scheint er sich ja auch wirklich selbst zu schaden. Und Ihnen sowieso.«

»Ja, ich habe bis jetzt ja auch seine ganzen Affären, die er in diesen Schüben hatte, toleriert und ihn jedes Mal wieder aufgefangen, wenn es dann umgeschlagen ist. Aber dieses Mal wird er sich zugrunde richten! Und uns auch! Wenn ich mir unsere Kontoauszüge ansehe, könnte ich schreien! Nicht mehr lange und er hat unsere gesamten Ersparnisse aufgebraucht. Aber er ruiniert uns nicht nur finanziell, sondern auch emotional! Wissen Sie, wie meine Söhne und ich unter seiner Krankheit leiden? Wir können nicht mehr. Diese Ilona ist offensichtlich eine Prostituierte! Die ist jünger als unser jüngster Sohn!

Die beiden Jungs wollen auch dringend mit ihm sprechen, aber er ist nie zu erreichen. Geht nie ans Handy. Mein älterer Sohn hatte mich auch schon gebeten, mal bei Ihnen anzurufen, aber bisher habe ich einfach noch nicht die Energie gehabt. Ganz ehrlich? Ich wünschte, dass er nie mehr zurückkommt. Es ist so furchtbar. Ich kann es gar nicht beschreiben.« Ich höre sie leise schluchzen.

»Frau Barkley, ich kann Sie so gut verstehen. Das Leben mit einem Menschen, der eine bipolare Störung hat, reißt einen immer wieder mit in die Tiefe, da kann man sich kaum gegen wehren. Und wenn man dann auch noch gemeinsame Kinder hat und es zwischendurch mal Zeiten gibt, wo alles gut läuft, da kann man sich dann einfach nicht von so jemandem trennen. Es ist ein Dilemma. Aber denken Sie bitte daran, dass Ihr Mann nichts dafürkann. Er hat diese manisch-depressive Störung als gegebenes, unausweichliches Schicksal mit auf seinen Lebensweg bekommen. Ich habe Sie schon immer sehr dafür bewundert, mit welchem Gleichmut und welcher Konstanz Sie ihn durch die Täler und Höhen seines Lebens begleitet haben. Sie müssen ihn sehr geliebt haben.« Ich höre jetzt nur noch das Schluchzen.

»Frau Barkley, auch *jetzt* können Sie ihm helfen. Oder vielleicht einer Ihrer Söhne? Vielleicht kann er ihn erreichen und einmal mit ihm gemeinsam in die Praxis kommen? Halten Sie das für möglich?«

»Ich ... also, ich glaube nicht, dass ich das noch mal schaffe. Aber der Marc vielleicht.« Sie putzt sich die Nase. »Ich kann es ja mal vorschlagen. Was Marc dann daraus macht, möchte ich ihm selbst überlassen, okay?«

»Das finde ich sehr gut! Bitte, halten Sie mich auf dem Laufenden, wenn es Neuigkeiten gibt. Und bleiben Sie stark, Frau Barkley. Vielleicht wendet sich das Blatt ja bald wieder.«

Das Blatt wird sich sicherlich bald wieder wenden, aber was dann auf der Rückseite zu lesen ist, wird nicht unbedingt schöner sein als das, was gerade passiert, denke ich, nachdem ich aufgelegt habe. Die arme Familie Barkley!

Bei einer bipolaren oder manisch-depressiven Störung schwingt die Stimmung häufig zwischen länger dauernden depressiven und meist kürzeren manischen Phasen hin und her. Bei der Manie heißt es für die Angehörigen, dass sie besonders aufmerksam sein müssen, wenn diese Phase sich dem Ende zuneigt, denn viele Betroffene reagieren beim Übergang zur oder in der depressiven Phase mit starken Selbstmordgedanken. Das Selbsttötungsrisiko ist bei diesen Patienten um ein Vielfaches höher als bei gesunden Menschen. Sie stürzen stimmungsmäßig aus höchsten euphorischen Höhen hinunter in die Hölle der Depression. Diese jähe Veränderung verkraften viele nicht.

Eine Woche nach dem Telefonat sitzt Marc Barkley tatsächlich bei mir im Sprechzimmer.

»Hallo, Herr Doktor«, begrüßt mich der junge Mann, der seinem Vater äußerlich sehr ähnlich ist, mit einem traurigen Lächeln.

»Hallo, Herr Barkley. Ich bin froh, dass Sie Ihren Vater motivieren konnten mitzukommen. Wo und wie haben Sie ihn denn erreicht?«

»Das wollen Sie gar nicht wissen«, seufzt er und setzt sich hin.

»So schlimm? Und wie geht es ihm jetzt?«

»Noch schlimmer! Er wartet noch im Wartezimmer, damit ich Ihnen erst mal alles erzählen kann. Ich habe ihn nach langem Suchen tatsächlich auf dem Golfplatz angetroffen. Sein Handy wurde ihm schon vor ein paar Wochen auf irgendeiner seiner Partys im Golfklub geklaut. Ich ahnte es schon: Ilona war auch nicht mehr bei ihm. Jetzt hatte er kein Zuhause mehr und verbrachte die meisten Nächte halb in Bars, halb in seinem neuen Camper, vor dem Golfklub. Den Porsche hatte diese Ilona ihm wohl noch abgezockt und ihn dann verlassen. Von dem letzten Geld, das er von der Bank noch bekommen hat, hat er sich dann diesen Camper gekauft. Er war in einem erbärmlichen Zustand, als ich ihn traf. Er saß in seinem alten Jogginganzug unrasiert auf der Terrasse des Klubs und trank ein Bier nach dem anderen. Der Kellner, der noch drei Wochen zuvor bei den wildesten Partys, die natürlich alle auf Kosten meines Vaters gingen, um ihn herumgesprungen und ihn hofiert hatte, rümpfte schon die Nase über ihn. Jedenfalls habe ich meinen Vater gefragt, ob er jetzt so weit ist, sich endlich wieder behandeln zu lassen. Er hat nur vor sich hingestarrt. Ich sagte: ›Kommst du nächste Woche mit mir zusammen zu deinem Arzt?‹ Da hat er nur schwach genickt. Meine Mutter und mein Bruder waren natürlich froh, als er dann am nächsten Tag wieder zu Hause einzog. Er hat meine Mutter um Verzeihung gebeten, und sie hat gesagt, dass sie ihn wieder zurücknimmt. Das hat sie bisher noch immer getan. Aber dieses Mal haben wir gedacht, es kann nie wieder gut werden. Ich weiß natürlich, wie die Abläufe bei dieser Scheißkrankheit sind, sorry, aber es reißt mich jedes Mal so dermaßen mit runter!« Man sieht ihm die Anstrengungen der letzten Tage deutlich an. Seine Augen sind rot gerändert, und um seine Lippen hat er einen bitteren Zug. »Soll ich ihn dann jetzt reinholen?«

»Ja, bitte.«

Zwei Minuten später sitzt dann ein völlig anderer Mann vor mir als jener, der mich vor ein paar Wochen zu einer Porschefahrt eingeladen hat.

»Hallo, Herr Barkley. Ich bin froh, dass Ihr Sohn Sie gefunden hat. Ich kann mir vorstellen, wie schlecht es Ihnen jetzt geht, und ich will Sie auch gar nicht mehr mit vielen Fragen traktieren. Nur die eine: Wären Sie bereit, Ihre Medikamente wieder regelmäßig einzunehmen und zu den verabredeten Terminen zu kommen? Dann würden wir heute noch mit der Therapie beginnen.«

Herr Barkley schaut mich kurz an. Sein Gesicht ist blass und eingefallen, und er scheint um Jahre gealtert.

»Ja, kann losgehen«, sagt er mit einem erhobenen Daumen, dem letzten Überbleibsel aus den Tagen, in denen alles easy, funny und machbar erschien.

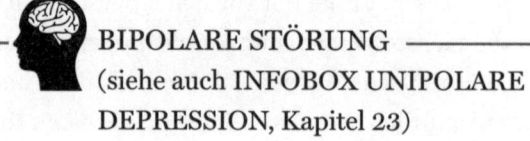 BIPOLARE STÖRUNG
(siehe auch INFOBOX UNIPOLARE DEPRESSION, Kapitel 23)

Die bipolare Störung ist eine psychische Erkrankung aus dem Formenkreis der affektiven Störungen mit abwechselnd depressiven und manischen Phasen. Erste Symptome treten häufig schon im frühen Erwachsenenalter auf.

Es werden verschiedene Faktoren als Ursache angenommen: genetische Veranlagung sowie auch biografische und psychosoziale Umstände.

Bei den Betroffenen besteht eine deutlich erhöhte Selbstmordrate.

Die **manische** Phase ist gekennzeichnet durch gehobene Stimmung, gesteigertes Aktivitätsniveau, Gedankenrasen, vermindertes Schlafbedürfnis, Enthemmung, riskantes Verhalten und gestörtes Sozialverhalten mit Distanzminderung. Die Patienten wirken häufig gereizt, überdreht und aufgeputscht. Es besteht meistens wenig oder keine Krankheitseinsicht.

In der **depressiven** Phase ist die Stimmung gedrückt. Es bestehen Grübelneigung, sozialer Rückzug, Freudlosigkeit, Antriebs- und Interessenverlust sowie nicht selten suizidale Gedanken.

Die **Therapie** beider Phasen erfolgt symptomorientiert mit Antipsychotika und/oder Antidepressiva.

In der vorbeugenden Behandlung hat sich Lithium als das erfolgreichste Medikament über Jahrzehnte hinweg durchgesetzt.

Eine psychotherapeutische und psychosoziale Begleitung, auch der Angehörigen, ist anzustreben.

# 7 | Der sanfte Zwilling
*Nicole, April*

Zu unseren regelmäßigen Aufgaben gehört auch die Betreuung von Wohnheimen für Menschen mit einer geistigen Behinderung. Die Bewohner kommen dann in Begleitung eines Betreuers in die Praxis, wenn es Probleme medizinisch-neurologischer Art gibt oder sie Tabletten zum Beispiel gegen Epilepsie oder zur Beruhigung benötigen. Manche Patienten sind uns schon so ans Herz gewachsen, dass uns etwas fehlen würde, wenn sie nicht mehr kämen.

Heute sitzt Ben vor mir, ein dreißigjähriger, geistig behinderter, großer Mann mit blonden Locken und freundlichen blauen Augen. Er hat seit seiner Kindheit immer mal wieder epileptische Anfälle und kommt deshalb zweimal im Jahr zu einem EEG und zur Überprüfung der Medikation.

Seine Vorgeschichte kenne ich aus zahlreichen Gesprächen mit seiner Bezugsbetreuerin aus dem Wohnheim. Bens Mutter Manuela ist eine stark lernbehinderte Frau, die mit ihrem Schulfreund aus der Förderschule mit 19 Jahren eine Beziehung gehabt hatte, schwanger wurde und Zwillinge bekam.

Der eine war Ben und der andere sein eineiiger Zwilling Tobias. Man konnte niemals klären, warum Ben eine geistige Behinderung hatte und Tobias vollkommen gesund war. Lag es an der geringfügig späteren Geburt von Ben, der länger im Geburtskanal eingepfercht war und dort vielleicht einen Sauerstoffmangel erlitt? Oder hatte er schon während der gesamten Schwangerschaft ungünstig gelegen, sodass seine

Blutversorgung dauerhaft schlechter war? War er vielleicht in einem frühen Stadium der Embryonalentwicklung Opfer einer genetischen Mutation, die nur ihn betraf?

Aber letztlich führt es zu nichts, sich darüber Gedanken zu machen, warum die Natur oder das Schicksal die Brüder so unterschiedlich bedacht hat.

Tobias fiel schon im Kindergarten und in der Grundschule als begabtes Kind auf, das sich hervorragend durchsetzen konnte, um nicht zu sagen, seine Ellenbogen benutzte. Er nahm sich vom Leben, was er brauchte, wahrscheinlich auch deshalb, weil er von seiner Mutter keinerlei Unterstützung bekam. Irgendwie schaffte es der kleine blonde Lockenkopf immer, Menschen für sich zu gewinnen, die ihm helfen konnten. Erzieherinnen und Lehrerinnen wussten um die häusliche Situation und setzten sich für ihn ein. In der zweiten Grundschulklasse wurde seine Mutter zu einem Termin in die Schule gebeten. Man teilte ihr mit, dass Tobias diese Klasse überspringen sollte, da er unterfordert sei. Sie willigte ein.

Damals waren die Zwillinge fast sieben Jahre alt, und Ben hatte noch nicht einmal einen Kindergarten besucht, geschweige denn eine Schule. Er hatte eine ausgeprägte Entwicklungsverzögerung. Er sprach nicht in ganzen Sätzen, war kognitiv auf dem Stand eines Zweijährigen, hatte erst mit drei Jahren Laufen gelernt und bis zum fünften Lebensjahr nachts noch Windeln getragen. Außerdem hatte er manchmal epileptische Anfälle. Wenn Manuela mit Ben irgendwo hingehen wollte, außer zu seinem Großvater, schrie er ohrenbetäubend, warf sich auf den Boden und blieb dort einfach liegen. Die hoffnungslos überforderte Mutter hatte den einfachsten Weg gewählt und Ben weder im Kindergarten angemeldet noch sich um eine

Förderschule bemüht. Das Jugendamt hatte mehrfach versucht, Kontakt aufzunehmen, um zu helfen, und es hätte sicher bald auch eine gerichtliche Intervention gegeben, wenn nicht Manuelas Vater, Opa August, das Sorgerecht für die Jungen übernommen hätte.

In den ersten Lebensjahren der Zwillinge hatte er sich noch bewusst zurückgehalten, weil er hoffte, dass seine Tochter es allein schaffen würde. Aus dem Hintergrund hatte er aber die Anmeldungen für den Kindergarten und die Schule für Tobias mitgesteuert und sich in jeder freien Minute um Ben gekümmert. Er liebte den Jungen, so wie er war, und versuchte, ihm die Mutter, den Vater und die Kindergärtnerinnen zu ersetzen.

Augusts Frau hatte ihn und seine Tochter verlassen, als Manuela zehn Jahre alt war. Seither kümmerte er sich um sie und versuchte alles, um ihr trotz der starken Lernbehinderung ein gutes Leben zu ermöglichen. Er arbeitete als Automechaniker in einer Werkstatt und hatte dadurch ein gutes Auskommen.

Mit 19 Jahren wollte Manuela von zu Hause ausziehen. August hatte zwar große Bedenken, konnte ihr aber nie einen Wunsch abschlagen und mietete ganz in der Nähe eine Wohnung für sie. Kurz darauf wurde sie dann von ihrem Freund schwanger und brachte die Zwillinge neun Monate später unter dramatischen Umständen zur Welt. Zwei Tage lag sie mit Schmerzen im Kreißsaal, und kurz bevor ein Kaiserschnitt gemacht werden sollte, setzten stärkste Wehen ein. Allein der Austreibungsvorgang der Geburt dauerte dann noch sechs Stunden.

Manuelas Freund hatte sich, nachdem er von der Schwangerschaft erfahren hatte, von ihr getrennt, und so blieb nur noch ihr Vater, der nach der Geburt ihre Hand hielt und ihre Tränen trocknete.

Während Manuela nicht einmal versuchte, die Babys zu stillen, lief er schon mit einem Kind in jedem Arm im Krankenzimmer herum, schaukelte sie sanft und setzte sich in einen Lehnstuhl, um beiden die Fläschchen zu geben.

In den folgenden Jahren kümmerte August sich, so gut es ihm möglich war, um alle drei. Und er war Bens ganzes Universum. Der Junge liebte die Nachmittage, an denen Opa ihn abholte, um mit ihm zu seinem Schrebergarten zu spazieren. Dort gab es alles, was Ben glücklich machte: zuallererst ein kleines Fußballtor, in dem er am liebsten einfach nur herumstand und dann sehr langsam hinter dem Ball herschaute, wenn Opa wieder mal ein Tor geschossen hatte. Es gab ein Erdbeerbeet und Stachel- und Johannisbeeren, die er mit Opa August erntete. Und es gab eine kleine Gartenlaube, in der Opa ihm von klein auf Tee gekocht und Leberwurstbutterbrote geschmiert hatte. Was brauchte er da einen Kindergarten?

Aber irgendwann, sagte sich sein Großvater, musste es noch zusätzliche Förderung geben, und vor allem den Kontakt zu anderen Kindern. Er meldete Ben an einer speziellen Waldorfschule für Menschen mit Behinderung an.

Aber genau in der Woche Mitte August, als Tobias bereits in die dritte Grundschulklasse kam und Ben seinen ersten Schultag in der Förderschule haben sollte, eröffnete Manuela ihrem Vater:

»Du, Vatter, ich hab da letztens so einen Mann kennengelernt, als ich beim Spiel Bremen gegen Hamburg war. Der ist auch voll der Hamburg-Fan, wie ich. Hab mich ein paarmal mit ihm getroffen. Und jetzt hat er gesagt, ich könnte zu ihm nach

Hamburg ziehen. Das verstehste doch, Vatter? Ich schaff das mit dem Ben auch nicht mehr. Das kannst du viel besser. Können die Jungs dann nicht ganz zu dir ziehen? Ben ist doch eh meistens hier.«

Opa August hatte das schon vorhergesehen, deshalb war er nicht schockiert. »Ja, das wollte ich dir auch schon vorschlagen. Jetzt, wo ich ja das Sorgerecht habe, ist es für Ben und Tobias bestimmt besser, wenn sie ein Zuhause haben, auf das sie sich verlassen können.«

Der Umzug zum Opa ging schnell über die Bühne. Tobias und Ben zogen an ihrem jeweiligen ersten Schultag zu ihm und bekamen jeder ein eigenes Zimmer. Ihre Mutter haben sie nie mehr gesehen.

Das alles ist nun 23 Jahre her. Jahre, in denen Tobias sich als Senkrechtstarter sowohl in der Schule als auch im Jurastudium erwies. Wenig später begann er eine Karriere als erfolgreicher Jung-Anwalt in einer renommierten Kanzlei. Er ist zu einem blendend aussehenden, drahtigen jungen Mann geworden, der seine blonden Locken sehr kurz geschnitten hat und stets teuerste Anzüge trägt. Doch ein paar Eigenschaften fehlen ihm, während Ben sie im Übermaß hat: Warmherzigkeit zum Beispiel. Bindungsfähigkeit. Und Zufriedenheit. Tobias ist nicht verheiratet, hat keine Kinder und war in seinem jungen Alter schon zweimal bei uns in der Praxis gewesen, wo wir ihn wegen eines Burn-outs krankschrieben. Und vor einiger Zeit musste er auch noch die Aufgabe des gesetzlichen Betreuers für Ben übernehmen, denn Opa August ist gestorben!

Für Ben ist es, als ob die Erde aufgehört hätte, sich zu drehen. Er kann es nicht begreifen, dass sein Dreh- und Angelpunkt, der Mensch, der ihm Liebe und Sicherheit gegeben hatte, einfach nicht mehr da ist.

Damals war es für ihn ein unschätzbares Glück gewesen, dass Opa August eine anthroposophische Schule gefunden hatte und Ben damit schon früh die Waldorfpädagogik erfahren durfte. In der Schule hatte sich das Erziehungskonzept, das Opa August intuitiv angewendet hatte, eigentlich nur vertieft: die Natur erfahren, Stabilität und feste, verlässliche Abläufe ins Leben bringen und jeden Menschen genauso nehmen, wie er ist.

Ben war bald schon zum Liebling einiger Lehrer geworden und für seine Mitschüler ein verträglicher Kumpel, der stets über Fußball reden wollte und von seinen Erfolgen bei Opa August im Tor erzählte. Zwar entwickelte er sich motorisch sehr langsam (er hielt weiterhin kaum jemals einen Ball), aber seine sprachliche und soziale Entwicklung kam in die Gänge.

So gingen die Jahre ins Land, und bald schon war die Frage nach seiner Zukunft im Erwachsenenalter aufgetaucht. Opa August ließ ihn auf die Warteliste eines nach anthroposophischen Grundsätzen geführten Wohnheims eintragen, und mit 21 konnte Ben dort einziehen.

Er war zu einem hübschen Mann herangewachsen, der seine blonden Locken mit einer verkehrt herum aufgesetzten grünen Kappe bändigte. Diese bedruckte Kappe war sein Heiligtum, trug sie doch den Schriftzug der Gärtnerei, bei der er seit einem Jahr einen Arbeitsvertrag hatte. Ben lebte sich im Wohnheim sehr schnell ein. Sein Alltag bestand aus einem erfüllten Arbeitstag in der Gärtnerei und einem geselligen, friedlichen Miteinander in der Wohngruppe. Und natürlich besuchte er Opa August an den Wochenenden regelmäßig.

Heute aber, eine Woche nach dem Tod seines geliebten Opas, ist Ben nur noch ein Häufchen Elend. »Opa August hatte Krebs«, sagt er, und seine Augen füllen sich mit Tränen. »Kann ich nie mehr mit ihm Fußball spielen? Ist er jetzt im Himmel?«

Ich muss schlucken. »Da bin ich mir ganz sicher, Ben. Und er guckt von oben immer auf dich runter und freut sich, wenn du weiter Fußball spielst.«

Er schaut ungläubig. »Ja? Meinst du, Frau Knobloch? Weil, ich hab mir so was schon gedacht. Weil, immer wenn ich im Tor stehe, dann hab ich so ein warmes Gefühl im Bauch. Dann weiß ich, dass er da ist.«

»Siehst du? Und das ist er dann auch! Und es geht dir ja auch sehr gut im Wohnheim und mit deiner Stelle in der Gärtnerei, oder?«

Jetzt strahlt er. »Oh ja, schau mal, Frau Knobloch, ist die Kappe nicht schön?« Und er zeigt auf die Stelle, wo in goldenen Buchstaben in Schreibschrift »Christopherus-Gärtnerei« steht.

»Ja, die ist echt schön und steht dir sehr gut. Und ich habe auch gehört, dass du im Wohnheim Freunde hast, die dich auch ganz doll getröstet haben, als der Opa gestorben ist, stimmts?«

»Ja, das haben die gemacht. Alle haben wir zusammen am Tisch gesessen und für Opa August gebetet. Und ich habe auch eine Freundin jetzt, die heißt Lisa. Die hat mich auch ganz doll in den Arm genommen, als ich geweint habe. Und hat mir mit ihrem Taschentuch die Tränen weggeputzt. Genauso ein Tuch, wie Opa es immer hatte.«

»Ach wirklich? Die Freundin hattest du beim letzten Mal, als du hier warst, aber noch nicht, oder?«

Er lächelt etwas verlegen. »Nein. Ist neu. Ist die schönste Frau der Welt. Hat so schöne schwarze Haare.«

Ich freue mich aufrichtig für diesen sanftmütigen Menschen. Das Schicksal hat ihn offenbar krass benachteiligt, und trotzdem ist er ein zufriedener Mensch geworden, der seinem Bruder dann doch in einigen wesentlichen Dingen des Lebens überlegen ist: in der Fähigkeit, zu lieben, sich zu binden und glücklich zu sein.

Meine Gedanken über die ungerechte Chancenverteilung verflüchtigen sich und machen einem friedlichen Gefühl Platz, das ich immer dann habe, wenn ich mit vermeintlich »Behinderten« zusammen bin.

»Du, Frau Knobloch? Ich habe dich lieb«, sagt Ben zum Abschied, und ich nehme ihn, wie jedes Mal, selbstverständlich in den Arm.

»Ich dich auch Ben. Und bestell der Lisa mal ganz liebe Grüße von mir. Sag ihr, dass sie sich den nettesten Freund ausgesucht hat, den es gibt.«

Er grinst. »Und den hübschesten, oder?«

»Ja natürlich, den allerhübschesten«, lache ich und winke ihm nach. Denn er ist wirklich ein hübscher Bengel. Und vor allem kann er mir so einiges über das Glück beibringen.

# 8 | Igel und Hase
*Christian, April*

»Herr Doktor? Der nächste Patient ist Herr Hopfner. Er braucht aber ein bisschen«, informiert Frau Gerber mich über das interne Telefon. Ich nutze die Zeit, um in die Akte und in die vom Patienten mitgebrachte Überweisung zu schauen, die schon auf meinem Schreibtisch liegen. Herr Hopfner ist 71 Jahre alt und von seinem Orthopäden hergeschickt worden. Dieser hat ihn wegen eines Bandscheibenvorfalles in der Lendenwirbelsäule vor zwei Monaten und schon vor einem Jahr nach einer Hüftoperation behandelt und bittet nun um eine Mitbeurteilung. Seine Frage lautet: Liegt zusätzlich eine Polyneuropathie vor? Eine zunehmende Verschlechterung des Gehens würde dies nahelegen.

Das schlurfende Geräusch an der Tür lässt mich aufschauen. Ein sehr freundlich aussehender Mann mit einer graubraunen Igelfrisur kommt mit breitbeinigem Gang und im Schneckentempo um die Ecke ins Sprechzimmer.

»Herr Hopfner, guten Tag, kommen Sie. Setzen Sie sich.«

»Hallo, Herr Doktor. Entschuldigen Sie bitte, aber ich kann nicht schneller gehen. Ich mache das wirklich nicht extra.«

»Da bin ich mir ganz sicher! Sie hatten ja auch erst kürzlich den Bandscheibenvorfall und, wie ich in der Überweisung gesehen habe, letztes Jahr die Hüftoperation. Und jetzt ist das Gehen immer noch so beschwerlich und langsam. Erzählen Sie mal. Denken Sie, dass es immer noch mit der

Bandscheibenoperation oder der Hüfte zusammenhängt? Oder seit wann stimmt da etwas mit den Beinen und Füßen nicht?«

»Eigentlich habe ich das schon ziemlich lange. Bestimmt seit drei Jahren. Schon lange vor der Hüft-OP und dem Bandscheibenvorfall bin ich immer wackeliger geworden. Ich spüre einfach nicht mehr so genau, wie ich auftrete.«

»Also ein Taubheitsgefühl in der Fußsohle?«

»Tja, ich weiß es nicht. Ich fühle mich unsicher beim Laufen. ›Taumelig‹ nenne ich es immer. Ich kann es schlecht beschreiben. Könnte sein.«

»Können Sie bitte einmal Schuhe, Strümpfe und die lange Hose ausziehen und sich auf die Liege legen?«

Nachdem Herr Hopfner sich, wie gehabt, sehr langsam seiner Schuhe, Strümpfe und Hose entledigt und sich dann mühsam auf die Liege gehievt hat, untersuche ich ihn neurologisch von Kopf bis Fuß. Ich stelle fest, dass der Achillessehnenreflex auf beiden Seiten fehlt. Das ist der Reflex, den man mit einem Gummihammer auslöst, indem man auf die Sehne über der Ferse klopft. Dabei senkt sich der Fuß normalerweise unwillkürlich nach unten.

»So, jetzt prüfe ich noch die Sensibilität und mache danach noch eine weitere Messung, die erkläre ich Ihnen dann gleich.«

Ich schlage die Zinken einer übergroßen Stimmgabel an und setzte den Griff auf den Fußinnenknöchel des Patienten.

»Da müssten Sie jetzt ein starkes Vibrieren spüren.«

»Ne, Herr Doktor, da spüre ich gar nichts.«

»Okay. Dann ist also die Tiefensensibilität abgeschwächt. Das ist ein wichtiger Befund. Für die nächste Untersuchung klebe ich zwei Elektroden in einem bestimmten Abstand auf einen Ihrer Fußmuskeln. Dann stimuliere ich den dazugehörigen

Nerv am Knie mit etwas Strom. So messe ich die Geschwindigkeit, mit der dieser Nerv den Stromimpuls weiterleitet.«

»Tut das weh?«

»Nicht mehr, als wenn Sie, wie wir es ja früher alle schon einmal gemacht haben, an einen elektrischen Weidezaun fassen würden«, grinse ich.

»Oje! Da kommen Kindheitserinnerungen bei mir auf. Meine Freunde und ich haben uns mal in einer Reihe vor einem Weidezaun aufgestellt und die Hände gereicht. Wenn der Erste dann an den Zaun fasst, bekommt sogar der Letzte in der Reihe noch einen Schlag, wussten Sie das?«

»Nee, wir haben immer nur jeder einzeln den Zaun angefasst«, lache ich. »So schlimm wirds hier aber nicht, versprochen!«

Nachdem ich die Nervenleitgeschwindigkeit gemessen habe, wende ich mich wieder an Herrn Hopfner.

»So, jetzt sind wir der Diagnose schon ein bisschen nähergekommen. Ich habe bei Ihnen eine leicht verminderte Geschwindigkeit der Nervenleitung gemessen. Außerdem fehlt der Achillessehnenreflex. Zusammen mit der erloschenen Tiefensensibilität gehe ich zunächst einmal von einer Polyneuropathie aus.«

»Poly... was?«

»Poly bedeutet viel, Neuropathie heißt Krankheit der Nervenfasern. Bei Ihnen sind die Nerven, die für das Gefühl in den Füßen und Unterschenkeln zuständig sind, aus irgendeinem Grund krankhaft verändert. Ein häufiger Grund dafür ist Diabetes. Haben Sie Zucker, Herr Hopfner?«

»Nein, nicht dass ich wüsste. Das hätte meine Hausärztin doch vor einem halben Jahr dann gemerkt, oder?«

»Ja, ziemlich wahrscheinlich. Und der zweite, auch sehr häufige Grund ist Alkohol. Wie sieht es da bei Ihnen aus? Trinken Sie abends mal ein Bierchen, ein Glas Wein, oder mehr?«

»Ja, also das muss ich zugeben. Ich trinke wirklich fast jeden Abend ein bis zwei Gläser Bier. Okay, Sie schauen mich so ernst an, Herr Doktor ... – sagen wir *jeden* Abend und sagen wir *drei!*« Herr Hopfner rutscht sichtlich schuldbewusst auf seinem Stuhl herum.

»Keine Sorge, ich will hier nicht den Moralapostel spielen«, lache ich, »sondern nur herausfinden, warum Sie so schlecht laufen können.«

»Das will ich ja auch. Deshalb sage ich mal lieber die Wahrheit«, grinst nun auch Herr Hopfner.

»Das ist gut. Dann heißt die Devise jetzt erst einmal: weniger oder gar keinen Alkohol trinken. Okay? Und dann lassen Sie sich bitte zur Sicherheit noch einen Termin bei Ihrer Hausärztin geben. Sie soll bitte noch einmal Ihren Blutzucker und den Vitamin-B12-Spiegel messen. Ein Basis-Check-up kann auch nicht schaden. Dann kommen Sie in drei Monaten wieder zu mir, und wir schauen, ob sich etwas verbessert hat, ja?«

»So machen wir es. Ich gebe mir Mühe, Herr Doktor!« Herr Hopfner braucht wieder ungefähr drei Minuten, bis er mein Sprechzimmer verlassen hat – und noch mal fünf bis zur Eingangstür der Praxis. Der Arme.

Zum Termin drei Monate später kommt Herr Hopfner gemeinsam mit seiner Frau, einer resoluten älteren Dame, die ihren Mann um einige Zentimeter überragt und ihr eisgraues Haar in einem strengen Knoten trägt.

»Herr Doktor, ich hätte letztes Mal schon mitkommen sollen, dann hätte ich Ihnen damals schon sagen können, was mein Mann noch alles für Beschwerden hat.«

»Guten Tag zusammen erst mal«, begrüße ich das Ehepaar, als Herr Hopfner dann gefühlte zwei Minuten nach seiner Ehefrau das Sprechzimmer erreicht hat.

»So, dann erzählen Sie doch einmal, Herr Hopfner. Ist es noch gar nicht besser geworden mit dem Laufen?«

»Überhaupt nicht! Stimmts, Willi?«, nimmt Frau Hopfner ihrem Mann, der gerade zum Sprechen ansetzen wollte, das Wort aus dem Mund. Leicht gequält schaut er sie an.

»Ja, dann erzähl du halt, Gertrud.«

»Mein Mann hatte ganz vergessen zu berichten, dass er manchmal nicht so ganz das Wasser halten kann. Und er braucht für alles *unendlich* lange! Auch fürs Denken. Wenn ich ihm mal eine Frage stelle, braucht er eine geschlagene Minute, um mir zu antworten. Und wie langsam er läuft, na ja, das haben Sie ja schon gesehen. Willi, du weißt, dass ich dich nicht schlecht machen möchte, aber wir müssen dem Doktor doch alles erzählen, sonst kann er dir nicht helfen! Stimmts, Herr Doktor?«

»Ja, da haben Sie natürlich recht. Und das Laufen ist offensichtlich nicht besser geworden, Herr Hopfner. Es muss zusätzlich zu der Polyneuropathie, die Sie sicherlich haben, noch eine andere Ursache für Ihre Beschwerden geben. Waren denn die anderen Ergebnisse bei der Hausärztin in Ordnung?« Ich versuche so, den Patienten wieder ins Gespräch einzubeziehen. Schließlich geht es ja um ihn. Doch ich habe keine Chance. Seine Frau ist wieder schneller.

»Ja, da waren alle Werte gut. Und mit dem Alkohol, da habe ich ganz genau aufgepasst. Er hat keinen Tropfen mehr getrunken, nicht Willi? Vitamin B12 war auch im Normbereich, und Willi hat auch keinen Diabetes!« Sie kramt in ihrer Tasche, um den Zettel mit den Befunden zu suchen.

»Ist schon gut, Frau Hopfner. Den Befund brauche ich nicht zu sehen. Ich vertraue Ihnen da«, sage ich augenzwinkernd. »Aber ich möchte jetzt gern ein EEG, also eine Hirnstrommessung, bei Ihnen machen lassen, Herr Hopfner. Und einen Gedächtnistest. Wäre das okay für Sie?«

Herr Hopfner öffnet den Mund.

»Natürlich! Das ist doch ganz wichtig, Willi, oder?«, kommt ihm seine Frau erneut zuvor. Herr Hopfner nickt nur ergeben.

»Gut, dann bringt unsere Helferin Sie eben in den Untersuchungsraum, und gleich nach dem EEG und dem Test sehen wir uns wieder.«

Das EEG zeigt eine leichte allgemeine Verlangsamung der Hirnaktivität. Und im Demenztest hat Herr Hopfner nur zwanzig von dreißig Punkten erreicht. Ich habe die Stimme von Frau Hopfner während der Testung bis in mein Sprechzimmer hören können: »Willi! Da sollst du eine Uhr zeichnen! Jetzt! Geht das nicht ein ganz kleines bisschen schneller? Willi! Du sollst in dem Moment klopfen, wenn die junge Frau ›A‹ sagt, nicht erst zehn Sekunden später!«

Hierbei muss der Patient nur beim Buchstaben A auf die Stuhllehne klopfen, wenn die Testerin die Buchstaben des Alphabetes durcheinandergewürfelt recht zügig aufzählt. Wahrscheinlich war das Testergebnis tatsächlich der Langsamkeit geschuldet und nicht der Tatsache, dass der Patient intellektuell nicht vermochte, die Aufgaben zu bewältigen, denke ich.

»So, jetzt haben wir zunächst einmal alle Befunde gesammelt, die wir hier in der Praxis erheben können. Da habe ich eine allgemeine Verlangsamung in der Hirnstromkurve festgestellt ...«

»Sag ich doch! Alles zu langsam, Willi!«

»... und der Test ist auch etwas schwach ausgefallen«, fahre ich fort. »Ich brauche jetzt noch ein MRT vom Kopf, wo wir genau sehen können, ob da irgendeine Veränderung vorliegt. Dafür mache ich Ihnen jetzt eine Überweisung fertig. Und Sie sollten bitte auch einen Urologen aufsuchen, damit wir die Harninkontinenz abklären.«

»Das ist gut! Das machen wir, Willi!« Frau Hopfner ist sichtlich zufrieden, dass jetzt wieder etwas mit ihrem Mann gemacht wird.

»Ja, Gertrud. *Ich* mache das! Oder wolltest du dich auch vom Urologen untersuchen lassen?«, sagt Herr Hopfner mit einem schelmischen Lächeln.

»Willi!« Frau Hopfner schnalzt mit der Zunge und schüttelt den Kopf.

»Dann sehen wir uns nach dem MRT und der urologischen Untersuchung wieder, ja?« Herr Hopfner tut mir etwas leid, aber ich habe auch Verständnis für die Ehefrau. Ich habe das Gefühl, als führten die beiden eigentlich eine gute Ehe. Sie hat »die Hosen an«, und ihm gefällt es im Grunde ganz gut, dass er von ihr dirigiert und bemuttert wird. Aber nun ist das Ganze etwas ins Ungleichgewicht geraten, weil Herr Hopfner zu langsam und die resolute Ehefrau zu ungeduldig ist.

Nach 14 Tagen kommt das Ehepaar zur Besprechung des MRT.

»Herr Doktor, seine Blase und Prostata waren vollkommen in Ordnung. Dann wissen wir jetzt aber immer noch nicht, warum er das Wasser nicht halten kann«, posaunt Frau Hopfner schon auf dem Gang zum Sprechzimmer, sodass die anderen Patienten im Wartezimmer es hören können. Ihr Mann, wenige Meter hinter ihr, schüttelt leicht beschämt den Kopf.

»Jetzt kommen Sie doch beide erst einmal herein. Guten Morgen zusammen«, begrüße ich sie, als auch Herr Hopfner endlich da ist.

»Sie haben es ja gehört. Und alle anderen auch«, kommt Herr Hopfner seiner Frau diesmal zuvor. »Der Urologe konnte die Ursache für die Blasenschwäche auch nicht finden«, sagt er langsam und mit einem leicht unbehaglichen Lächeln.

»Aber das MRT hat es gezeigt! Herr Hopfner, ich weiß jetzt, woher all Ihre Beschwerden kommen, die Sie seit Jahren haben.« Ich drehe den Bildschirm so, dass Herr und Frau Hopfner die Bilder des MRT sehen können.

»Ach, wirklich? Da sind wir aber jetzt gespannt, nicht wahr, Willi?« Frau Hopfner beugt sich aufgeregt vor, um besser sehen zu können. Herr Hopfner nickt und setzt seine Brille auf.

»Schauen Sie. Hier sehen wir das Gehirn in mehreren Schichten. Das Graue ist die Hirnmasse, sehen Sie? Am Rand unterhalb des Schädelknochens sind diese Wellen, das sind die Hirnfurchen. Und weiter innen, sehen Sie diese vier schwarzen Löcher? Das sind die Hirnkammern, die mit Nervenwasser gefüllt sind. Normalerweise passen Hirnmasse und Hirnkammern gut zueinander, was ihre Größe angeht. Aber bei Ihnen, Herr Hopfner, hat das Volumen der Hirnmasse leicht abgenommen, und die Hirnkammern sind im Verhältnis zu groß.«

»Ach, die Hirnmasse hat abgenommen? Wie denn das? Das ist ja schrecklich!« Frau Hopfner ist sehr besorgt, während ihr Mann ihr beruhigend die Hand auf die Schulter legt.

»Also, erst einmal eine gute Nachricht, damit Sie nicht so besorgt sind: Wir wissen jetzt, was es ist, und wir können etwas dagegen tun!«

Erleichtertes Ausatmen von beiden.

»Und was ist es? Und was können wir tun?« Frau Hopfner streichelt ihrem Mann zärtlich über den Kopf, kann aber ihre Ungeduld kaum noch zügeln.

»Der Organismus Ihres Mannes produziert weiterhin Nervenwasser, aber es wird nicht mehr ausreichend abtransportiert. Dadurch hat sich über die Jahre immer etwas mehr Nervenwasser in den Hirnkammern angestaut und sie ausgedehnt. Durch den langsam zunehmenden Druck auf das Hirngewebe hat sich dieses etwas zurückgezogen, ist also geschrumpft.«

»Ach, so ist das.« Herr Hopfner wirkt betrübt. »Und was mache ich jetzt mit diesem überschüssigen Wasser in meinem Kopf?«

»Das wird schon wieder, Willi …«, tröstet Frau Hopfner jetzt schnell ihren Mann. »Vielleicht kann man das ja irgendwie ablassen, oder, Herr Doktor?«

»Da haben Sie genau die richtige Idee, Frau Hopfner. Tatsächlich ist es so: Man macht eine Nervenwasserentnahme aus dem Rückenmarkkanal, meistens in Höhe der Lendenwirbelsäule. Im Krankenhaus werden dann bei Ihnen jeweils bis zu fünfzig Milliliter Nervenwasser abgelassen, Herr Hopfner. Und das kann man an drei aufeinanderfolgenden Tagen machen. Dann schaut man, ob es Ihnen besser geht.«

»Und wenn ja? Muss ich dann alle paar Wochen zur Nervenwasserentnahme?«, fragt Herr Hopfner langsam. »Das stelle ich mir nicht so angenehm vor, Herr Doktor. Ich habe mal gelesen, dass man schon nach einer einmaligen Entnahme schlimme Kopfschmerzen bekommen kann.«

»Ja, das stimmt, aber in diesen Fällen haben die Patienten auch nicht so viel überschüssiges Nervenwasser, wie Sie es haben. Und Sie haben recht: Wenn man das alle paar Wochen wiederholen müsste, wäre das sehr beeinträchtigend. Deshalb gibt es für die Patienten, bei denen der Liquorablass geholfen hat, eine dauerhafte Lösung.«

»Welche denn?«, fragt Frau Hopfner schnell.

»Welche denn?«, echot Herr Hopfner zehn Sekunden später.

»Also: Man setzt Ihnen in Vollnarkose einen dünnen Schlauch in eine der vier Hirnkammern und leitet das Nervenwasser ganz langsam und kontinuierlich ab in die Bauchhöhle. Bis dorthin wird der Schlauch geführt. Und man muss diesen Shunt nur in *eine* der Hirnkammern legen, weil alle Kammern untereinander verbunden sind. Bei der Operation ist die Komplikationsrate sehr gering, weshalb ich Ihnen zu dem Eingriff raten würde. Aber natürlich nur dann, wenn die Nervenwasserentnahme Erfolg zeigt, die wir zur Probe machen lassen.«

»Ach, das klingt ja spannend. Was man heute alles schon machen kann. Nicht, Willi? Und woran wird denn der Erfolg gemessen?«

»Tja, da lässt man Ihren Mann am Tag vor der ersten Entnahme zehn Meter laufen und schaut, wie viel Zeit er benötigt«, lächle ich, wohlahnend, was als Nächstes von Frau Hopfner kommen wird.

»Auweia. Zehn Meter in zehn Minuten! Nicht, Willi?«

Willi lächelt resignierend.

»Aber danach werden Sie sehen, Herr Hopfner! Dann brauchen Sie wahrscheinlich nur noch eine Minute für die zehn Meter!«

»Das wäre in der Tat wunderbar! Ich habe tatsächlich immer das Gefühl, als ob meine Füße wie Magnete am Boden kleben würden. Da lasse ich mich mal überraschen. Und wenn ich dann vielleicht das Wasser wieder zuverlässig halten könnte, wäre es noch besser. Ach, und einen dritten Wunsch habe ich ja auch vielleicht noch frei?«, schmunzelt er.

»Welcher wäre das?«

»Dass ich mich endlich nicht mehr so benebelt im Kopf fühle und dann wieder flotter reagieren kann«, sagt er langsam, mit einem Seitenblick auf seine Frau.

»Ich will noch nicht zu viel versprechen, aber *der* Wunsch wird sicherlich in Erfüllung gehen, wenn alles gut läuft. Davon berichten nämlich ganz viele Patienten nach der Shunt-Operation, dass sie wie aus einem Nebel wieder in aufgeklartes Wetter kommen.«

»Das wäre ja zu schön, Willi, oder? Dann muss ich endlich nicht mehr so lang warten, bis du mir antwortest. Und du bist wieder flott zu Fuß, und wir können wieder einkaufen gehen«, freut sie sich.

»Na, mal langsam. So flott wie du war ich ja noch nie und werde ich wohl auch nicht werden.« Herr Hopfner spricht nun betont langsam. Stressen lassen will er sich offenbar auch nicht auf seine alten Tage.

Ich begleite die beiden zur Anmeldung und stelle eine Einweisung zur Shunt-OP in der Klinik aus.

»Ich wünsche Ihnen beiden alles Gute. Und wenn alles gut überstanden ist, kommen Sie doch bitte noch mal vorbei.«

Vier Monate später hat sich das Ehepaar Hopfner einen Termin geben lassen. Gespannt schaue ich zur Tür, und tatsächlich:

Herr Hopfner biegt als Erster um die Ecke. Er hat einen ganz anderen Gang und ist damit eine vollkommen andere Erscheinung. Flott geht er die drei Schritte zum Stuhl und setzt sich, noch bevor seine Frau ihm einen Stuhl zurechtrücken kann.

»Na, das nenne ich mal eine erfolgreiche Therapie, Herr Hopfner. Hat denn alles gut geklappt mit der Operation?«

Noch bevor seine Frau den Mund öffnen kann, antwortet er: »Wunderbar. Ich bin wieder fast wie früher. Dieser Nebel hat sich wirklich verzogen! Ich bin schneller im Denken und Gehen geworden, und das mit der Blase funktioniert auch schon fast wieder«, strahlt er mich an.

»So, Willi, darf ich jetzt auch mal was sagen?« Frau Hopfner streicht ihrem Mann liebevoll über die Igelfrisur. »Danke, dass Sie aus meinem langsamen Igel wieder einen flotten Hasen gemacht haben, Herr Doktor!«

Ich bin sehr froh, dass wieder einmal einem Patienten mit einem Normaldruckhydrozephalus auf diese doch recht einfache Weise geholfen werden konnte. Wo Druck entsteht, muss man ihn eben ablassen! Und eine energische Ehefrau, die Druck macht, kann zwar anstrengend sein, bringt die Diagnose aber letztlich voran. Also alles gut.

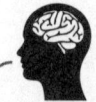 ## NORMALDRUCKHYDROZEPHALUS

Der Begriff *Hydrozephalus* stammt aus dem Griechischen und bedeutet Wasserkopf.

Unser Gehirn und das Rückenmark »schwimmen« in einer Flüssigkeit, dem Nervenwasser (Liquor). Auch im Inneren des Gehirns befindet sich ein mit Liquor gefülltes Hohlraumsystem, die Ventrikel. Produktion und Wiederaufnahme (Resorption) der Liquormenge halten sich normalerweise die Waage.

Beim Normaldruckhydrozephalus ist dies nicht der Fall. Aus **ungeklärter Ursache** erhöht sich die Menge des Nervenwassers kontinuierlich über Jahre. Dadurch kommt es immer wieder zu Druckspitzen im Liquorsystem und in der Folge zu einer Aufweitung der Ventrikel. Da aber keine dauerhafte Druckerhöhung gemessen werden kann, spricht man etwas missverständlich von einem Normaldruckhydrozephalus. Die Ventrikelvergrößerung führt über die Jahre zu einer schädigenden Stauchung, Zerrung und Verlagerung der Hirnsubstanz. Dadurch entstehen, wie bei Herrn Hopfner, der charakteristische, langsame, breitbeinige Gang, die Demenz mit typischer Verlangsamung und eine Harninkontinenz.

Der Normaldruckhydrozephalus ist eine Erkrankung des höheren Lebensalters und für einen hohen Anteil von Gangstörungen im Alter verantwortlich.

**Therapeutisch** bewährt hat sich die Anlage eines ventrikulo-peritonealen Shunts mit dauerhafter Nervenwasserableitung aus dem Ventrikelsystem in die Bauchhöhle. Dadurch wird der Druck auf die Hirnsubstanz gemindert.

Bis zu neunzig Prozent der Patienten berichten postoperativ über eine deutliche Besserung der Symptome.

# 9 | Ich halts nicht aus
*Christian, Mai*

»Ich kann nicht mehr. Ich halte das nicht mehr aus. Bitte tun Sie was, Herr Doktor. Schon wieder diese irrsinnigen Schmerzen. Seit heute Morgen um sieben Uhr. Ich springe aus dem Fenster, wenn mir jetzt nicht sofort einer hilft.«

Der Mann rennt mit schmerzverzerrtem Gesicht vor meinem Schreibtisch auf und ab und hält sich eine Hand vor das rechte Auge. Es tränt, und die Bindehaut ist gerötet, das Lid geschwollen. Ich schaue zunächst in den kurzen, handschriftlichen Arztbrief, den der Patient gestern Abend vom Krankenhaus mitbekommen hat. Diesem konnte ich entnehmen, dass der 28-Jährige um zwei Uhr dreißig mit stärksten Kopfschmerzen in die Notfallambulanz gekommen war. Man hatte ein MRT mit Gefäßdarstellung durchgeführt und einen Tumor, eine Gefäßanomalie und einen Riss in der Halsschlagader ausschließen können. Außerdem gab es keine Anzeichen für eine Hirnhautentzündung. Das Blutbild war ohne Befund gewesen, der neurologische Status ebenfalls. Die baldige Vorstellung bei einem niedergelassenen Neurologen war empfohlen worden.

»Was haben Sie denn heute schon alles gegen die Schmerzen eingenommen?«

»Seit ich wach geworden bin heute Morgen um sechs, waren das drei Ibuprofen 600.«

»Oh! Das war natürlich zu viel! Es ist gerade mal neun Uhr. Innerhalb von drei Stunden fast die Tageshöchstdosis!«

»Tja, vor allem hat es auch überhaupt nichts gebracht. Bitte geben Sie mir ganz schnell irgendwas, das wirkt. Ich werde irre.« Er schlägt sich beide Hände vors Gesicht und läuft in halb gebückter Haltung weiter hin und her.

Ich bitte den Patienten, sich auf die Liege zu setzen, und untersuche ihn. Auffällig sind die schon erwähnte Schwellung des Oberlides und die Rötung der Bindehaut des rechten Auges. Außerdem sehe ich beim Blick in die Nasenlöcher, dass rechts die Schleimhaut stark geschwollen ist. Ich nehme die kleine Lampe aus der Hemdtasche und leuchte erst in die rechte und dann in die linke Pupille. Die rechte ist deutlich enger gestellt, auch ohne Belichtung. Jetzt bin ich mir fast sicher, woher der Kopfschmerz des Patienten rührt. Ich brauche nur noch ein paar Informationen, dann werde ich dem Patienten wahrscheinlich helfen können.

»Herr Becker, haben Sie diese Art von Kopfschmerz gestern zum ersten Mal gehabt? Und wann genau ist das aufgetreten? Beschreiben Sie mir bitte mal genau die Art des Schmerzes.«

»So schlimme Schmerzen habe ich noch nie erlebt. Ich war gerade eingeschlafen, da wurde ich plötzlich mit einem Hämmern hinter dem rechten Auge wach, das kann ich gar nicht beschreiben. So als ob mir einer mit 'nem Presslufthammer im Kopf herumwüten würde. Das zog bis in die Schläfe. Aaah! Jetzt gerade auch wieder.« Er verzieht das Gesicht und deckt das rechte Auge ab. »Und dann bin ich aufgesprungen und hab mich schnell angezogen. Ich dachte, ich krepier. Hab mich dann ins Auto geschmissen und bin zur Notfallambulanz. Die haben alles Mögliche mit mir veranstaltet da. Das haben Sie ja gerade gelesen. Aber nichts gefunden. Und irgendwann gegen halb vier, vier Uhr ließ der Schmerz dann nach. Die haben mir ein Schmerzmittel gegeben. Ich glaube aber nicht, dass der Schmerz davon weggegangen ist. Jedenfalls *war* er irgendwann weg. Und als ich zu Hause im Bett lag, habe ich vielleicht noch zwei Stunden geschlafen. Dann wurde ich plötzlich wieder mit diesem wahnsinnigen Schmerz wach. Bitte, können Sie mir jetzt schnell etwas geben?« Er ist von der Liege aufgesprungen und läuft wieder auf und ab.

»Okay, ich bin mir jetzt sicher, dass Sie einen Clusterkopfschmerz haben. Ich gebe Ihnen jetzt eine Spritze, die wird hoffentlich ziemlich schnell helfen. Legen Sie sich wieder hin, bitte.«

Ich greife zum Telefonhörer. »Frau Gerber, ich brauche sofort eine Sumatriptan Inject, sechs Milligramm, zur subkutanen Injektion. Danke.«

Nachdem er die Spritze in die Bauchhaut bekommen hat, schaut Herr Becker fragend hoch. »Das soll jetzt wirken? So eine kleine Spritze unter die Haut, noch nicht einmal in die Vene oder in den Muskel?« Er schwitzt jetzt auch stark auf der Stirn und sieht noch immer verzweifelt aus.

»Genau! Während die Spritze jetzt zügig wirken sollte, erkläre ich Ihnen, was da in Ihrem Kopf passiert ist und warum Sie diese Schmerzen haben, okay?«

»Ja, bitte! Hoffentlich wirkt es schnell!« Der junge dunkelblonde Mann mit dem Dreitagebart sieht sehr gequält und übernächtigt aus. Ich stelle nebenbei auch fest, dass er ansonsten gepflegt und gut angezogen ist, Jeans und ein sauberes Hemd trägt. Aber er riecht außer nach Rasierwasser auch ziemlich intensiv nach Zigarettenrauch.

»Was Sie heute Nacht erlitten haben, war eine Attacke eines Clusterkopfschmerzes. Haben Sie das Wort schon einmal gehört?«

»Nein, was ist das?«

»So bezeichnet man einen einseitigen, sehr starken Schmerz hinter den Augen und in der Stirn- und Schläfenregion. Unbehandelt dauert die Attacke so zwischen 15 Minuten und 3 Stunden. Sie haben zusätzlich noch weitere typische Symptome des Clusterkopfschmerzes: Schwellung und Rötung im Bereich des Augenlides, eine geschwollene Nasenschleimhaut und eine Pupillenverengung. Außerdem trat der Schmerz zu einer typischen Zeit auf, nämlich nachts, direkt nach dem Einschlafen. Und in Ihrem Fall leider auch noch einmal direkt heute Morgen, vor dem Erwachen, was auch typisch ist. Die Ursache ist wahrscheinlich eine entzündliche Veränderung an den Hirngefäßen. Es scheinen auch vegetative Zentren im Gehirn und ein wichtiger Gesichtsnerv, der Nervus trigeminus, beteiligt zu sein.«

»Ach? Und das Medikament wirkt gegen diese Entzündung?« Herr Becker hat aufmerksam zugehört. Und ganz allmählich verschwindet der schmerzverzerrte Zug um seine Lippen.

»Ja, ich habe Ihnen Sumatriptan unter die Haut gespritzt, das ist ein Wirkstoff, der übrigens nur subkutan injiziert werden sollte. Er stellt unter anderem die Gefäße im Gehirn eng. Dadurch werden die gereizten Arterienabschnitte entlastet. Außerdem verhindert das Mittel auch die Fortleitung der Entzündung und die Ausbreitung von Schmerzreizen bis in die Hirnrinde.«

»Ich kann Ihnen sagen, Herr Doktor, es fühlte sich richtig bedrohlich an, wie ein Notfall! Fast hätte ich einen Krankenwagen gerufen!«

»Ja, das glaube ich gern. Übrigens: Alkohol kann manchmal auch ein Auslöser sein. Und fast alle Patienten sind starke Raucher. Sie rauchen?«

»Ja, leider. Ist in letzter Zeit auch echt mehr als sonst. Mehr Stress im Studium. Bin mit meiner Masterarbeit im Verzug«, seufzt der junge Mann.

»Ja, diese Phasen gibts, in denen man viel zu viel arbeitet und das Rauchen oder Trinken gegen den Stress einsetzt.« Ich schaue den Patienten verständnisvoll und mitfühlend an. »Wie geht es Ihnen denn jetzt? Ist es schon etwas besser?«

Der junge Mann wirkt schon deutlich entspannter und lässt seinen Kopf auf die Nackenrolle zurücksinken. »Ich glaube tatsächlich, dass es gerade wirkt. Puh, ist das gut, wenn der Schmerz nachlässt. Ich hätte das jetzt keine zehn Minuten mehr ausgehalten.«

»Das ist tatsächlich einer der schlimmsten Schmerzen, die man sich vorstellen kann. Die Betroffenen geben die Intensität auf einer Skala von eins bis zehn fast durchweg mit zehn an.«

»Und was mache ich, wenn der Schmerz noch einmal so akut auftritt?« Beim Gedanken daran wird Herr Becker schon wieder richtig panisch und stemmt sich auf die Unterarme.

»Leider müssen Sie damit rechnen. Aber für diesen Fall gibt es zum Glück sehr wirksame Substanzen. Das, was Sie gerade bekommen haben, kann ich Ihnen zum Beispiel auch als Pen verordnen. Das ist ein Stift, mit dem Sie sich zu Hause selbst eine Injektion in die Haut machen können. Das Sumatriptan gibt es auch als Nasenspray. Und dann hätten wir noch reinen Sauerstoff aus der Stahlflasche in petto. Den atmen Sie durch eine Maske am Anfang einer Attacke ein. Wirkt oft Wunder!«

»O Mann. Und was ist, wenn ich in Zukunft immer wieder diese Kopfschmerzepisoden bekommen sollte? Ich dreh durch bei der Vorstellung!«

»Das müssen Sie wirklich nicht. Es ist zwar tatsächlich so, dass es unbehandelt zu episodischen Häufungen der Schmerzattacken über Wochen und Monate kommen kann. Daher auch die Bezeichnung Clusterkopfschmerz, denn *cluster* ist das englische Wort für Anhäufung. Aber es gibt, wie gesagt, wirksame Medikamente. Und falls immer wieder Episoden auftreten sollten, können wir zusätzlich noch eine prophylaktische Behandlung mit Verapamil durchführen. Das ist ein Kalziumgegenspieler, der stabilisierend auf die Nervenzellen und Blutgefäße wirkt. Aber das können wir erst mal abwarten. Ich bin echt froh, dass wir Sie in einem so frühen Stadium schon als Patient mit Clusterkopfschmerz herausgefischt haben. Bei vielen Betroffenen dauert es nämlich wesentlich länger, bis sie die richtige Diagnose und Hilfe bekommen.«

»Dann habe ich also Glück im Unglück gehabt, Herr Doktor?«

»Na ja, so richtiges Glück sieht anders aus«, lache ich und klopfe ihm aufmunternd auf die Schulter. »Aber ja, wenn Sie Ihren Pen jetzt gleich in der Apotheke abholen, sind Sie schon mal auf der sicheren Seite, dass Sie so eine Nacht nicht noch einmal erleben müssen.«

»Das reicht mir schon erst mal als Aussage. Danke Ihnen.«

»Sehr gern. Und wenn das Sumatriptan in den nächsten Tagen nicht mehr ausreichend helfen sollte, kann ich Ihnen noch den Sauerstoff verschreiben. Also am besten machen wir nächste Woche noch einen Termin und sehen, wie wir weiter vorgehen.« Mit einem festen Handschlag verabschiede ich mich von meinem Patienten.

»Und es könnte natürlich nicht schaden, wenn Sie mit dem Rauchen aufhören«, setze ich noch hinzu.

Herr Becker schaut zuerst unwillig, aber dann nickt er. »Tja, die Fakten sind erdrückend und sprechen für sich«, grinst er. »Ich versuchs, Doc.«

Von seinem Schmerz erlöst, sieht der junge Mann schon wieder annähernd optimistisch aus. Seinem Alter entsprechend.

»Bis nächste Woche dann. Und schalten Sie mal einen Gang zurück, Herr Becker.«

»Mach ich auf jeden Fall! Zumindest was das Rauchen angeht! Die Masterarbeit kann leider nicht warten! Aber danke für Ihre ganzen Erklärungen. Bin ich froh, dass ich jetzt weiß, was es ist! Jetzt geh ich erst mal in die Apotheke und hole meinen Pen ab! Der wichtigste Stift für die Fertigstellung meiner Arbeit!«, lächelt er und schlendert aus der Praxis. Fast als wäre nichts gewesen.

Auf dem Gang kommt mir Nicole entgegen, die soeben eine junge Frau verabschiedet hat.

»Dein Patient sah aber viel zufriedener aus als meine Patientin. Wie machst du das nur?«, scherzt sie und lotst mich in die Personalküche.

»Tja, Geschick, Können, diagnostischer Weitblick, Berufung ...«, weiter komme ich nicht, weil sie mir einen kleinen, aber harten Schlag in die Magengrube versetzt. »Aua! Ne, aber Spaß beiseite, erzähl mal, was fehlte denn deiner Patientin?«

»Sie hat eine typische Migräne. Seit Jahren schon. Als junges Mädchen hatte sie die ersten Attacken, die sich bis ins Erwachsenenalter vom Schweregrad sogar gesteigert haben. Das volle Programm: mit Flimmern vor den Augen, Erbrechen, Lichtscheu, halbseitigem Taubheitsgefühl, irren Kopfschmerzen und Außer-Gefecht-gesetzt-Sein für ein bis zwei Tage. Und das mindestens drei- bis viermal im Monat. Die Arme! Bisher wurde noch keine richtige Diagnostik bei einem Facharzt gemacht.«

»Ach, zufällig hatte ich gerade einen Patienten mit einem Clusterkopfschmerz! Äußert sich ja ganz ähnlich wie Migräne. Dem konnte ich zum Glück sehr schnell helfen, mit unserer Wunderwaffe Sumatriptan.«

»Ach ne, Herr Doktor, ich dachte mit Geschick?«, lacht Nicole. »Nein, aber im Ernst: Meine Patientin könnte davon auch profitieren. Und natürlich bräuchte sie bei der Anfallshäufigkeit auch eine Langzeitprophylaxe, am besten erst mal mit einem Betablocker. Viele Migränepatienten haben eine so lange Krankengeschichte und haben schon so viele Medikamente versucht, dass man sie schlecht dazu motivieren kann, noch mal eine ganz neue Bestandsaufnahme zu machen, was die Therapie für die Migräne angeht, aber genau das werde ich mit ihr gemeinsam angehen.«

»Ja, aber man kann sich das ja auch gut vorstellen, dass sie den Zustand einfach nur schnellstens loswerden wollen. Dann hangeln sie sich von einer Attacke zur nächsten und arrangieren sich damit. Versuchen im Alleingang, die beste Therapie für sich herauszufinden, und landen dann oft bei irre hohen Dosen Ibuprofen oder abenteuerlichen Medikamentenkombinationen und am Ende gar bei viel zu häufigem Gebrauch von Triptanen.«

»Ja genau, wer will es ihnen verdenken?«, seufzt Nicole, die selbst seit der frühesten Jugend unter einer Migräne leidet.

»Und wie seid ihr denn jetzt verblieben? Erst mal Diagnostik?«

»Ja, ich lasse mal ein MRT machen, das hatte die Patientin noch nie. Es kann ja auch immer mal etwas anderes dahinterstecken, wie zum Beispiel ein Aneurysma oder ein Gefäßtumor. Und dann erst mal beobachten und begleiten. Schauen, in welcher Situation die Attacken auftreten. Vielleicht sind sie zyklus- oder nahrungsmittelabhängig. Eventuell profitiert Frau Peters, so heißt die junge Frau, auch von Entspannungsübungen. Sie soll mir dann einmal genau aufschreiben, welche Medikamente sie bisher genommen hat, und natürlich einen Migränekalender führen. Ich werde das genau mit ihr besprechen, wenn sie nach dem MRT wieder hier ist. Dann rollen wir das Ganze einmal neu auf und versuchen, Ordnung in die Geschichte zu bringen.«

»Na, siehst du? Therapeutischer und diagnostischer Weitblick ist auch dir gegeben.« Bevor ich noch einen Schlag in die Magengrube ernte, verschwinde ich schnell aus der Küche.

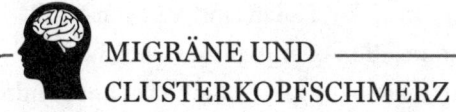

## MIGRÄNE UND CLUSTERKOPFSCHMERZ

Die **Migräne** ist die häufigste Kopfschmerzform. Sie beginnt meist schon im Jugendalter. Frauen sind etwa doppelt so häufig betroffen wie Männer.

Eine genetische Veranlagung ist häufig.

Die oft sehr heftigen, meist einseitigen Kopfschmerzen werden häufig begleitet von Lichtscheu, Lärm- und Geruchsempfindlichkeit, Übelkeit oder Erbrechen. Eine Kopfschmerzattacke kann bis zu drei Tage anhalten.

Den eigentlichen Kopfschmerzen geht in circa einem Drittel der Fälle eine sogenannte Aura voraus. Unter Aura versteht man flüchtige neurologische Symptome wie zum Beispiel Flimmern vor den Augen, Gesichtsfeldausfälle, Sensibilitätsstörungen im Gesichts-, Mund- und Armbereich.

In seltenen Fällen können auch Auraphänomene ohne nachfolgende Kopfschmerzen auftreten.

Als **Ursache** der Migräne wird eine allgemeine zerebrale Übererregbarkeit, speziell des Hirnstammes, angenommen. Eine Vielzahl von Faktoren wie Stress, Überanstrengung, Schlafstörungen, grelle Lichteffekte, hormonelle Veränderungen, Lärm und Kaffeeentzug kann dann eine Kaskade von Fehlsteuerungen im Gehirn induzieren, wobei zuletzt auch die Hirnhäute und Hirngefäße mit ihren Schmerzrezeptoren betroffen sind. Dort entsteht dann auch der typische Kopfschmerz.

Erste Wahl in der **Akuttherapie** der Migräne sind die Triptane (z. B. Sumatriptan), die direkt an den schmerzhaften Gefäßwänden wirken. In vielen Fällen sind aber auch Mittel wie Ibuprofen, Novaminsulfon oder Aspirin ausreichend.

Bei zu großer Attackenhäufigkeit ist eine **vorbeugende medikamentöse Behandlung** sinnvoll. Dafür stehen mehrere gut wirksame Medikamente zur Verfügung, seit 2018 auch die sehr effektive CGRP-Antikörpertherapie. Die Antikörper blockieren, ähnlich wie die Triptane, die schmerzhafte Gefäßerweiterung während der Migräneattacken.

Zusätzlich hilfreich sind auch Änderungen des Lebensstils, Stressreduzierung, das Erlernen von Entspannungstechniken und regelmäßige sportliche Betätigung.

Beim **Clusterkopfschmerz** kommt es, meist in den späten Abend- und frühen Morgenstunden, zu heftigen einseitigen Schmerzattacken im Stirn- und Augenbereich. Die Attacken können einige Minuten bis zu drei Stunden andauern und mehrere Male pro Tag auftreten. Im Gegensatz zu Migränepatienten, die während einer Attacke Ruhe suchen und sich häufig hinlegen müssen, sind die meisten Patienten mit Clusterkopfschmerz sehr unruhig und laufen im Zimmer umher (*pacing around*). Typischerweise können während einer Attacke Begleitsymptome wie Bindehautrötung, Augentränen oder Lidschwellung beobachtet werden. Die Attacken treten in der Regel gehäuft für einige Wochen bis Monate auf. Daher auch die Bezeichnung Cluster (englisch: »Anhäufung«).

Vermutete **Ursachen** sind: Störungen im vegetativen Zentrum des Gehirns (Hypothalamus) mit Beteiligung des Gesichtsnervs (Nervus trigeminus) und der Blutgefäße.

Der Clusterkopfschmerz ist ein eher seltenes Kopfschmerzsyndrom. Männer und Raucher sind bevorzugt betroffen. Alkoholgenuss kann eine Attacke auslösen.

In der **Akuttherapie** haben sich vor allem die Gabe von Triptanen, z. B. Sumatriptan, und das Einatmen von reinem Sauerstoff bewährt. Bei der **vorbeugenden Behandlung** sind zu Beginn Kortisonpräparate zu empfehlen, langfristig ist der Kalziumantagonist Verapamil das Mittel der ersten Wahl.

# 10 | Tschakka! Ich schaff das!
*Nicole, Mai*

Sebastian Kaspers wird immer gern aus dem Wartezimmer abgeholt. Dort bekomme ich zuerst einmal einen angedeuteten Handkuss, und wenn dann seine Hand fest in meiner liegt, führe ich ihn zum Sprechzimmer. »Jetzt rechts abbiegen«, sage ich, und er setzt sich an den Neurofeedback-Tisch vor den Trainings-PC.

Sebastian, der stark sehbehindert ist, kommt jeden Donnerstag in Begleitung seiner Mutter. Vor 25 Jahren hatte er einen grauenvollen Unfall. Nach einer feuchtfröhlichen Party torkelte der damals Zwanzigjährige betrunken eine Bundesstraße entlang nach Hause. Er hatte sein Elternhaus schon fast erreicht, als ihn ein Auto erfasste und überrollte. Der Fahrer hatte ihn in der Dunkelheit zu spät gesehen. Sebastian erlitt einen offenen Schädelbruch, und so, wie seine Mutter es immer wieder schildert, lag ein Teil seines Gehirns auf der Straße.

Damit begann ein Martyrium von mindestens zwei Jahren, in denen Sebastians Leben täglich am seidenen Faden hing. Man machte seiner Mutter schon bald klar, dass er wahrscheinlich nie aus dem Koma erwachen und für immer ein Pflegefall bleiben würde. Doch sie wollte davon absolut nichts wissen und kämpfte vom ersten Tag an wie eine Löwin um ihr Kind.

Unermüdlich saß sie an seinem Bett und notierte über Monate hinweg jede einzelne Regung und Veränderung seines Körpers. Unentwegt informierte sie sich über Möglichkeiten der Frührehabilitation und sorgte dafür, dass ihr Sohn täglich durchbewegt und mit Klängen und Reizen jeglicher Art gefördert wurde. Sogar als er noch im tiefen Koma lag, setzte sie durch, dass er regelmäßig in einer speziellen Apparatur aufrecht hingestellt wurde, damit sich der Kreislauf und die Muskeln nicht nur auf die liegende Position einstellten. Dies sei ein wichtiger Prozess für die spätere Rehabilitation, so hatte man ihr gesagt, und daran glaubte sie ganz fest.

Als Sebastian irgendwann nach zwei Jahren tatsächlich das Bewusstsein wiedererlangte, war das für seine Mutter eigentlich nur logisch. Und zugleich begann damit die Phase, in der sie sich noch intensiver einbringen konnte. Für alle behandelnden Ärzte aber blieb ihr Sohn ein hoffnungsloser Pflegefall. Frau Kaspers hatte wenig Unterstützung beim Bestreben, ihren Sohn nach Hause zu holen und dort weiter zu therapieren. Sie tat es aber trotzdem – und Sebastian machte tatsächlich nach und nach Fortschritte. Er konnte seine zunächst komplett spastisch gelähmten Beine langsam wieder etwas bewegen, seine rechte Hand benutzen, die Augen öffnen und auch die Anzahl der hochgehaltenen Finger richtig angeben. Er begann wieder etwas zu sprechen, und man konnte ganz gut mit ihm kommunizieren.

In den folgenden Wochen und Monaten lernte er, sich aufzurichten und hinzustellen. Das Gehen musste er komplett neu lernen, die linke Hand konnte er so gut wie nicht gebrauchen, und das Sehen war nur schemenhaft. Seine Sprache war noch sehr verwaschen und schleppend.

Nach und nach bekam er alle nur denkbare medizinische Hilfe: Logotherapie, Ergotherapie und Krankengymnastik. Die durch die lang andauernde Spastik an den Beinen und Füßen verkürzten Sehnen wurden durch einige Operationen wieder mobilisiert.

Das Erstaunlichste aber war seine Psyche: Schon die ersten Worte, die er nach dem Koma gesprochen hatte, waren wohl irgendwie keck und humorvoll gewesen. Auch mit den quälendsten Einschränkungen konnte er sich einigermaßen gut abfinden und machte alle Therapien gut mit, scherzte mit Schwestern, Ärzten und Therapeuten und war überall wegen seines Wortwitzes bekannt und beliebt. Er liebte Heavy Metal und deutschen Rock, aber auch Shanty-Chöre.

Leider litt er, durch die Hirnverletzung bedingt, im Laufe der Jahre zunehmend an schweren epileptischen Anfällen, bei denen er auch das Bewusstsein verlor. Seine Mutter hatte immer eine Valium-Rektiole für den Notfall dabei, die sie auch oft genug auf offener Straße oder in einem Bistro zum Einsatz bringen musste. Das war natürlich alles sehr belastend für sie.

Da Sebastian relativ bald nach dem Erwachen aus dem Koma unser Patient geworden war, hatten wir ihn nach dem Einsetzen der Anfälle dauerhaft auf Antiepileptika eingestellt. Wir diskutierten mit seiner Mutter auch die Möglichkeit einer Zusatzbehandlung mit Neurofeedback gegen die Anfälle. Sie war begeistert und konnte es kaum erwarten, dass es endlich losging. Vor zehn Jahren war es dann so weit, dass wir die Neurofeedback-Therapie beginnen konnten. Vor allem wollten wir versuchen, die Anfallsfrequenz über das Gehirnwellentraining weiter zu reduzieren, da die Epilepsie allein durch Antiepileptika nicht befriedigend eingestellt werden konnte.

So kam Sebastian dann eines Tages sichtlich aufgeregt und voller Vorfreude zur ersten Therapiestunde. Er ließ sich den Computer und die Methode ausführlich erklären. Als ich ihn fragte, ob er auf dem Bildschirm die Zahlen und Balken erkennen und überhaupt so lang auf dem Stuhl sitzen könne, schaute er mich mit einem schiefen Grinsen an.

Er ballte seine rechte Faust so stark, dass sie zitterte, reckte sie in die Höhe und schrie mit einem heiseren Urschrei: »Tschakka! Ich schaff das!«

Ich wäre fast hintenübergefallen, so überraschte mich seine erste »Äußerung«. Aber nun wusste ich, woran ich bei ihm war.

Immer wieder zeigte er mir seinen Sinn für Humor, brachte mir lustige Worträtsel, interessante, auf kleine Zettel gekritzelte *fun facts* oder in der Ergotherapie gebastelte Dekoteile mit.

Er bemühte sich, alle Anforderungen der Therapie genauestens zu befolgen, auch wenn es ihm noch so schwerfiel, den »winzigen Balken da« auf dem Bildschirm zu erkennen und im Auge zu behalten oder das Bild, diesen Punkt oder jene Zahlen zu verfolgen.

Eine große Herausforderung waren natürlich auch die Übungen, bei denen er selbst die Computermaus in die Hand nehmen und bestimmte Zielpunkte anklicken musste.

»Das wäre doch gelacht, wenn der Checker das nicht schaffen würde«, murmelte er dann manchmal in seinem heiseren, schleifenden Sebastian-Kauderwelsch, das teilweise nur seine Mutter und ich verstehen konnten.

Zu ihr hatte sich über all die Jahre ein sehr freundschaftliches Verhältnis entwickelt, und ich bewunderte sie. Sie war eine unermüdliche, optimistische Kämpfernatur mit dem Herz am rechten Fleck. Sie konnte arbeiten wie ein Gärtner oder Bauarbeiter, machte zusätzlich aber auch die Buchführung in der Firma ihrer anderen Söhne. Sie kochte und aß gern, sie folgte dem Tagesgeschehen, allen Schicksalsberichten, sämtlichen

Quizshows und Soap-Operas im Fernsehen, und ansonsten besuchte sie unermüdlich irgendwelche Selbsthilfegruppen und Therapien mit Sebastian.

In den letzten zehn Jahren hat er unglaubliche Fortschritte gemacht. Er kann nach und nach immer besser lesen und Bilder erkennen, die Handkoordination hat sich verfeinert, und selbst seine Sprache ist deutlicher geworden.

Aber das entscheidende Therapieziel, das wir erreicht haben, ist: Er hat seit Jahren keine epileptischen Anfälle mehr! Um den Erfolg zu halten, kommen er und seine Mutter also jeden Donnerstag zur Therapie und sind so sehr Teil unseres Praxisalltags geworden, dass immer ein großes Hallo entsteht, wenn die Tür aufgeht und Sebastian am Stock fröhlich hereinhinkt kommt, schick angezogen, eine Kappe auf dem Kopf, nach Rasierwasser duftend, dicht gefolgt von seiner Mutter.

Die Begrüßung vonseiten der Arzthelferinnen »Basti, wie gehts?« gehört ebenso dazu wie nette Plaudereien und sogar Einladungen zum Kaffeetrinken bei Sebastian und seiner Mutter zu Hause oder umgekehrt eine Einladung zur Hochzeit von Anja. Da saß dann unser kleines Praxisteam mit Sebastian und seiner Mutter zusammen und lachte, trank und aß. Als es ans Tanzen ging, zeigte auch Sebastian mal wieder, welche Power in ihm steckte.

Mich nennt er seit einiger Zeit nur noch »Nicki« und lässt es sich nicht nehmen, bei den alljährlichen Weihnachtskonzerten meines Frauenchors in der Kirche dabei zu sein.

Einmal, während ich die einleitenden Worte zum Konzert sprach, schrie es heiser aus der Zuschauermenge: »Nicki, we love you!« Lachen und Entspannung machten sich in der feierlichen, ernsten Atmosphäre breit.

»Danke, Basti, ich dich auch!«, rief ich zurück.

Nach der Therapiestunde mit Sebastian bin ich oft erfüllt von dem Gedanken, die schönen kleinen Dinge des Alltags wertzuschätzen und das Ärgerliche und Belastende einfach auszublenden. »Tschakka!«

# 11 | Jeder Blinde mit 'nem Krückstock

*Nicole, Juni*

Christian und ich suchen regelmäßig Menschen mit geistiger Behinderung in ihren Wohnheimen auf. Es ist ein beruhigendes Gefühl, sie gut versorgt zu wissen. Viel zu lange bedeutete »Heim« ja »Abgeschobensein« und viel zu oft eher ein Dahinvegetieren als ein Leben. Heute betreuen wir Schwerstmehrfachbehinderte, deren Leben zum Glück nicht nur erträglich, sondern wirklich lebenswert erscheint.

Manche Bewohner sind so schwer beeinträchtigt, dass wir nicht wissen, ob sie überhaupt realisieren, dass sie ärztlich untersucht werden. An einem warmen Tag im Juni sind wir wieder einmal im St.-Anna-Heim. Der Pfleger Johannes fährt einen Patienten namens Tim im Rollstuhl in den Untersuchungsraum. Tim ist ein blinder, schwerstmehrfachbehinderter Mann mittleren Alters. Johannes berichtet, dass Tim in letzter Zeit vermehrt epileptische Anfälle habe, nachts sehr unruhig sei und kaum schlafe.

»Ach, das tut mir leid. Was denken Sie, Johannes, gibt es denn eine Veränderung in seiner Umgebung? Eine Veränderung im Tagesablauf? Oder vielleicht sonst irgendetwas, das Tim aufregt?«, frage ich.

»Ich habe auch schon darüber nachgedacht, Frau Doktor. Aber nicht, dass ich wüsste.«

Plötzlich wedelt Tim mit seiner Hand.

»Willst du uns etwas sagen?«, wende ich mich an ihn.

Er rudert heftig mit seinem rechten Arm. Die Bewegung geht nun eindeutig in Richtung Fenster. Wir schauen hinaus, aber das Einzige, was man draußen sehen kann, ist eine große Rasenfläche, von Hecken umgrenzt.

»Aha! Also irgendetwas ist da draußen. Was könnte das sein?«, überlege ich. Offenbar versteht Tim sehr gut, worüber wir reden. Also frage ich ihn direkt: »Tim, was ist denn da draußen? Macht dir da etwas Angst?«

Mit kräftigen Augenbrauen und stark geschwungenen Lippen ist sein Gesicht eine schöne Erscheinung. Jetzt aber verzieht es sich zu einer angsterfüllten Grimasse. Er nickt heftig. Immer wieder deutet er in Richtung Fenster.

Ich nehme seine Hand. »Keine Sorge, Tim, wir werden das schon herausfinden. Sagen Sie, Johannes, hat Tim denn sein Zimmer auch zu ebener Erde, so wie dieser Untersuchungsraum? Und haben Sie manchmal auch Nachtdienst hier?«

»Ja, sein Zimmer liegt auch im Erdgeschoss, und nein, Nachtdienst haben immer andere Kollegen.«

»Wer hatte denn letzte Woche Dienst?«

»Letzte Woche? Der Kollege Minzke. Ich rufe ihn gleich an und verbinde Sie dann.«

Ich untersuche Tim gründlich und finde außer seinen bekannten spastischen Bein- und Armlähmungen keine auffälligen Veränderungen zum vorhergehenden Besuch. Kein Fieber, keine Wunden. Der Hals ist nicht gerötet, und auch sein Blutdruck ist im Normbereich.

»Frau Doktor, ich habe Herrn Minzke erreicht«, sagt der Betreuer von der Tür her und reicht mir das Telefon.

»Hallo, Herr Minzke. Schön, dass wir Sie direkt erreichen. Ich habe bezüglich der Nachtdienste eine Frage: Gibt es vielleicht

Dinge, die hier im Gebäude nur nachts passieren? Irgendwelche Geräusche? Sonstige besondere Vorkommnisse in den letzten Wochen?«

»Nein, Frau Doktor. Das ist alles wie tagsüber, außer dass es natürlich insgesamt viel ruhiger ist.«

»Okay. Denken Sie bitte noch einmal nach. Gibt es vielleicht Personen, die draußen vorbeilaufen?«

»Nein ... oder ... ja doch! Klar! Seit einiger Zeit gibt es einen Security-Mann, der mit seinem Hund zweimal pro Nacht seine Runde um das Gebäude macht.«

»Aha. Und? Macht der Mann Geräusche? Oder bellt der Hund vielleicht?«, hake ich nach.

»Oh ja! Der Schäferhund knurrt oft, und manchmal bellt er auch. Ich glaube, der Mann macht den absichtlich scharf. Der kann irgendwie nicht mit dem umgehen«, erinnert sich Pfleger Minzke.

»Danke, damit haben Sie mir schon sehr geholfen. Schönen Tag Ihnen.« Ich gebe den Hörer an Johannes zurück und wende mich Tim zu: »Tim, ist es der Hund vor dem Fenster, der dir solche Angst macht? Kann das sein?« Ich nehme seine Hand, und er dreht sein Gesicht zu mir. Ein lauter Seufzer und ein sehr erleichtertes Nicken in meine Richtung zeigen deutlich, dass ich recht hatte. Johannes schaut verblüfft und gespannt. Ich kläre ihn auf: »Es dürfte feststehen, was in letzter Zeit mit Tim los ist! Er hat schlicht und einfach furchtbare Angst vor Hunden. Oder vor diesem bedrohlichen Geräusch dicht vor seinem Fenster, das er nicht einordnen kann und dem er nachts ausgeliefert ist. Das führt bei ihm zu so einer starken Erregung, dass er einen epileptischen Anfall bekommt. Ich kann mir gut vorstellen, wie hilflos er sich da fühlen muss!«

»Meine Güte, da bin ich aber echt froh, dass wir das geklärt haben.« Johannes ist ganz betroffen. »Das müssen wir sofort im Team besprechen, und der Security-Mann wird natürlich instruiert.«

Während er Tim wieder zurück in sein Zimmer schiebt, denke ich darüber nach, wie schwierig es sein kann, die wahren Bedürfnisse und Ängste von Menschen mit Behinderung herauszufinden. Überhaupt zu definieren, was einen Menschen mit einer Behinderung ausmacht, führt einen schon zur wichtigsten Frage: Sollte man ihn über seine Defizite definieren? Wäre es nicht besser, über ihn als einen Menschen mit besonderen Bedürfnissen zu sprechen? Denn eines ist ja klar: Jedes menschliche Wesen lebt in und von zwischenmenschlichen Beziehungen. Die elementaren menschlichen Gefühlslagen wie Liebe, Nähe, Geborgenheit, aber auch Ablehnung, Neid und Eifersucht sind nur in Verbindung zu anderen Menschen überhaupt möglich. Also lebt *jeder* Mensch, ob behindert oder nicht, in Abhängigkeit von anderen Menschen. Es gibt bei den individuellen Bedürfnissen nur graduelle Unterschiede. Da ist es einleuchtend, dass alle Menschen *nebeneinander* stehen und jeder über seine Bedürfnisse definiert werden sollte, egal ob behindert oder nicht behindert. Und nicht über seine Fähigkeiten oder Beeinträchtigungen.

Ein Schwerstmehrfachbehinderter hat unbestritten sehr starken Assistenzbedarf bei der Befriedigung seiner Bedürfnisse. Aber auch ein intelligenter, autarker, nicht behinderter Mensch kann Assistenzbedarf haben. Wenn er nämlich einsam, unglücklich, traumatisiert oder verunsichert ist. Oder krank beziehungsweise verletzt. Für seine Seele und seinen Körper ist es dann genauso wichtig, dass jemand sich um ihn kümmert.

Ich werde aus meinen Gedanken gerissen, weil die nächste Patientin ins Sprechzimmer gebracht wird. Eine zarte dunkelhaarige Frau Anfang dreißig mit einem herzförmigen Gesicht und einer sehr lauten Stimme. Ich kenne Amelie schon seit vielen Jahren, und oft habe ich in dieser Zeit ihre durchdringenden Schreie schon am Eingang zum Wohnheim gehört. Als frühgeborener Säugling hat sie multiple Hirnblutungen erlitten und ist seither blind und geistig behindert. Sie mag laute Musik und Rhythmus, aber besonders liebt sie körperliche Nähe. Sie kann auch sehr wohl unterscheiden, wer sie gerade in den Arm nimmt. Ist es der oder die Richtige, macht sich ein entzücktes Lächeln auf ihrem Gesicht breit. Aber obwohl sich Pfleger und Betreuer sehr bemühen, fühlt sie sich leider oft unwohl. An fünf von sieben Tagen ist sie aufgeregt, steht in ihrem Zimmer, schaukelt mit dem ganzen Körper vor und zurück und kann dabei markerschütternd kreischen.

»Na, Amelie?« Ich strecke meine Hand aus, und Amelie ergreift sie und hält sie ganz fest zwischen ihren beiden warmen, kleinen, kräftigen Händen. Beate, die Betreuerin, die sie aus ihrem Zimmer geholt hat, sieht mich freudig grinsend an, als ob sie eine schöne Überraschung parat hätte.

»Spüren Sie, wie ausgeglichen Amelie ist?«, fragt sie.

»Ja, sie wirkt echt ruhig und zufrieden. Und sie hat ganz warme Hände.«

»Und soll ich Ihnen sagen, woran das liegt?«

»Ich bitte darum, Beate. Nun spannen Sie mich nicht länger auf die Folter«, lache ich.

»Sie hat einen Freund hier im Haus gefunden. Er heißt Jakob, ist 45 Jahre alt und mehr körperlich als geistig behindert. Er ist ein sehr einfühlsamer Mensch. Als Amelie letztens so laut geschrien hat im Aufenthaltsraum, ist er mit seinem Rollstuhl zu ihr hingefahren, hat ihr die Hand gereicht und sie auf seinen Schoß gesetzt. Sie ist ja so ein leichtes Püppchen. Sie hat sofort aufgehört zu schreien, und die beiden saßen so Hand in Hand bestimmt eine Viertelstunde in seinem Rollstuhl. Er strich ihr immer ganz zart über den Kopf. Es war richtig magisch! Amelie war ganz entrückt und hat in der Nacht sogar durchgeschlafen. Seitdem treffen die beiden sich täglich. Wir vom Betreuungsteam erleben hier eine Art Lovestory! Eine richtige Symbiose. Jakob strahlt nonstop, und seine Spastik hat sich gebessert. Er hilft Amelie sogar beim Essen, was ja ihr großes Problem ist. Sie verschluckt sich immer so leicht, mag viele Speisen nicht, und meistens fliegt einem beim Anreichen des Essens die Schnabeltasse oder der Teller um die Ohren. Aber Jakob reicht ihr winzige Bissen mit strahlendem Gesicht und mit so viel Geduld, dass Amelie ganz koordiniert immer weiter isst und nach jedem Bissen lächelt. Wenn ich es nicht selbst erleben würde, könnte ich es nicht glauben.«

»Wie schön ist das denn? Dann ist Amelie heute nicht in meiner Sprechstunde, weil es ihr schlechter, sondern weil es ihr besser geht? Das erlebe ich aber auch nicht so oft«, sage ich und drücke Amelie noch einmal ganz fest die Hand. »Dann wünsche ich dir und dem Jakob noch ganz viele wunderschöne Stunden.«

Als ich seinen Namen nenne, legt Amelie ihren Kopf schief, und ein Strahlen huscht über ihr Gesicht.

»Sie haben das gut beobachtet, Beate! Und danke für das Teilen der Erfahrung.«

»Gern, Frau Doktor, aber dafür brauchte man keine gute Beobachtungsgabe. Das sieht jeder Blinde mit 'nem Krückstock sofort, dass da was läuft«, kichert sie, hakt Amelie unter und geht mit ihr aus dem Zimmer.

Eben, denke ich. Und jeder Blinde mit 'nem Krückstock kann auch auf seine Art sehen, gehen, fühlen und lieben. Wenn man nur seine Bedürfnisse erkennt.

# 12 | Ferngesteuert
*Christian, Juni*

»Sie müssen hier die kleine Taste drücken, wenn er bellen soll, Herr Doktor. Und wenn er Pipi machen soll, dann die untere, wo der Pfeil drauf ist.«

Frau Müller ist ganz aufgeregt, weil sie das Modell »ferngesteuerter Pipi-Max« heute zum ersten Mal mit in die Praxis gebracht hat.

»Ist ja toll, Frau Müller. Meine Töchter hatten so was auch mal – aber mit der Fernsteuerung, das ist mir neu.« Ich lasse den kleinen braun-weißen Hund noch ein wenig bellen und Pipi machen.

»Ich habe auch noch die Sprechpuppe und den Papagei mitgebracht, der einem alles nachplappert. Wollen Sie die auch noch mal sehen?« Frau Müller kramt in ihrer großen IKEA-Tasche, wo sie ihre »elektrischen Schätzchen« aufbewahrt, wie sie sie nennt.

»Ja, gut, aber der Papagei reicht für heute, die Puppe Elsa hatten wir ja schon letztes Mal.«

»Okay, Herr Doktor. Komm her, mein Koko-Schätzchen«, flüstert sie liebevoll, als sie die Ara-Imitation hervorholt.

»Was wollen wir dem Doktor denn heute mal Schönes singen?«, zwitschert sie.

»Was wollen wir dem Doktor denn heute mal Schönes singen?«, plappert der Papagei nach.

»Sag du!«

»Sag du!«, krächzt es.

»Vielleicht *Im Frühtau zu Berge wir zieh'n, fallera?*«

»Vielleicht *Im Frühtau zu Berge wir zieh'n, fallera?*«, kreischt der Ara.

Bevor nun Frau Müller anheben kann zu singen, wage ich es, sie zu unterbrechen: »Oh, das könnte aber jetzt ein ziemliches Durcheinander geben, wenn der Papagei Ihnen da ins Wort fällt.«

Nachdem der Papagei nun auch meinen letzten Satz vollständig wiederholt hat, bitte ich Frau Müller leicht genervt, sich erst einmal wieder hinzusetzen.

Mit dem Papagei auf dem Schoß nimmt die Patientin widerstrebend Platz.

»Aber bitte ausschalten jetzt«, sage ich.

»Aber bitte ausschalten jetzt«, krächzt es noch einmal, bevor Frau Müller den Knopf gefunden hat.

»So, jetzt wollen wir doch noch mal kurz über die Medikamente reden. Ich hatte Ihnen ja beim letzten Mal versprochen, dass wir die eventuell etwas reduzieren könnten.«

»Ja, Herr Doktor, machen Sie das bitte. Ich brauch nicht mehr so viel. Mir geht es gut.«

Das stimmt offensichtlich. Die Patientin wirkt jetzt im Gespräch ruhig, geordnet, konzentriert und für ihre Verhältnisse auch relativ entspannt. Ich bin zufrieden.

»Mir geht es fantastisch, Herr Doktor, meine beiden Söhne finden das auch, die sind voll zufrieden mit mir.«

»Das freut mich! Aber Sie wissen ja aus der Vergangenheit, wie vorsichtig wir sein müssen.«

Beim letzten Mal, vor zwei Jahren, hat es mit dem langsamen Runterdosieren ihres Medikamentes nämlich nicht so gut funktioniert. Frau Müller hat wieder Stimmen gehört und wurde unruhig, wahnhaft und ängstlich. Das ist die Krux bei der Behandlung einer schizophrenen Psychose: die Waage zu halten zwischen den Symptomen der Krankheit und den Nebenwirkungen der Medikamente.

Selbst die modernen Antipsychotika haben Nebenwirkungen. Sie bekämpfen zwar effektiv die Halluzinationen und Wahnvorstellungen, aber viele Patienten beklagen nach der Einnahme der Tabletten einen Mangel an Gefühlen und dass sie sich nicht mehr so freuen können wie früher. Alle Empfindungen seien gedämpft. Aber diese Wirkung der Antipsychotika ist auch nicht so ganz unerwünscht, da sie vor zu vielen Emotionen schützt. Denn diese können leider neue Krankheitsepisoden auslösen.


»Frau Müller, ich finde es ganz prima, dass Sie sich so intensiv mit diesen ferngesteuerten elektronischen ›Schätzchen‹ beschäftigen. Haben Sie mittlerweile zu Hause eigentlich schon eine größere Sammlung?«

Sie lächelt stolz. »Klar! Und ich habe mir schon wieder ein neues bestellt.« Sie zeigt mir den Katalog mit den verschiedenen Puppen, Hunden und sonstigen ferngesteuerten Tieren. »Da, der Robo-Dackel. Der kann sogar einen Ball apportieren und reagiert auf Handzeichen. Macht Sitz und Platz!«

»Oh, super! Ich wusste gar nicht, was es da für eine Auswahl gibt! Aber erzählen Sie mal, wie verbringen Sie denn sonst noch so Ihren Tag?«, frage ich beim Durchblättern des Kataloges.

»Och, ich mach meinen Haushalt. Gehe auch einkaufen. Und zweimal in der Woche besucht mich einer meiner Söhne, die wechseln sich immer ab.«

Ich lege den Katalog auf den Schreibtisch zurück. »Und wie funktioniert es mit dem Haushalt? Putzen Sie auch weiter selbst?«

»Putzen macht jetzt meine Schwiegertochter. Ansonsten komm ich schon klar.« Nach einer kurzen gedanklichen Pause ergänzt sie: »Ich habe mir jetzt auch zwei neue Schlösser für die Eingangstür gekauft. Wissen Sie, Herr Doktor, das nervt! Jedes Mal, wenn ich nach dem Einkauf nach Hause komme, fehlt in meiner Bude irgendwas. Gestern war mein Schal weg und mein Koko war ein Stück näher zum Fernseher gerückt worden.«

Jetzt bin ich plötzlich hellwach. »Ach! Wie? Glauben Sie, da kommt einfach jemand in Ihre Wohnung?«

»Na klar!«

»Und wen haben Sie in Verdacht?«

»Herr Doktor, ich weiß hundertpro, wer es ist! Ich höre die doch abends tuscheln ... durch die Wand ... ja, das kann man hören, wenn es ganz still ist.«

»Also Ihre Nachbarn?«

»Ja, die sind vor einem Jahr neu eingezogen, ziemlich unfreundliche Leute. Ich habe den Mann neulich auch schon zur Rede gestellt, aber er hat natürlich alles abgestritten. Die Polizei war auch schon zweimal da und hat sich alles angeguckt, aber nichts gefunden. Die haben gesagt, ich soll Ihnen das mal erzählen.«

»Ui, na dann ist es aber gut, dass wir noch mal darüber sprechen.«

Also doch, denke ich: immer noch paranoid. Zwar kommt sie im Alltag ganz gut zurecht, aber sie ist sicherlich krank genug, um die bisherige Therapie noch mal zu überdenken.

»Diese Geschichte mit den Nachbarn macht Ihnen aber doch schon ziemlich Sorgen, oder?«

»Ja, aber mit den zwei neuen Schlössern in der Tür fühle ich mich schon sicherer.«

»Aber wissen Sie, Frau Müller, solang Sie so ängstlich sind, sollten wir auf keinen Fall die Dosis des Medikamentes herabsetzen. Wie ist es denn mit dem Schlaf?«

»Es geht so. Das Einschlafen fällt mir schwer. Ich höre immer das Gemurmel von nebenan. Wie sie über mich quatschen. Ich glaube auch, die haben eine zweite Fernsteuerung für meinen Pipi-Max. Der war nämlich morgens plötzlich nicht mehr in seinem Körbchen, sondern im Badezimmer. Deshalb wache ich nachts oft auf, weil ich da ja drauf achten muss.«

»Dann müssen wir auf jeden Fall was machen, damit Sie wenigstens vernünftig schlafen.« Über diese Schiene versuche ich jetzt vorsichtig, eine Medikamentenerhöhung durchzusetzen. »Wissen Sie was? Wir erhöhen einfach die Abenddosis Ihres Medikamentes. Dann schlafen Sie besser, sind morgens ausgeruhter und haben dann auch tagsüber mehr Energie.«

»Wir wollten doch reduzieren!«, mault Frau Müller enttäuscht.

»Natürlich, das tun wir auch, sobald es geht. Wenn der Schlaf sich wieder normalisiert hat und Sie nicht mehr so viele Ängste haben, fangen wir damit an, okay?«

Sie packt umständlich ihren Katalog in die Tasche zurück. »Ach, Herr Doktor, jetzt bin ich aber enttäuscht.«

»Aber das müssen Sie doch nicht sein. Wir machen jetzt einen neuen Termin in drei Wochen. Es wäre schön, wenn Sie dann auch einen Ihrer Söhne mitbringen könnten. Die wissen doch auch immer sehr gut, wie es Ihnen geht.«

Ich kenne die beiden Söhne. Besonders der jüngere hat nach schwieriger Kindheit mit der psychosekranken Mutter und der frühen Trennung der Eltern jetzt ein gutes Vertrauensverhältnis zu seiner Mutter aufgebaut. Er könnte mir dabei helfen, das therapeutische Netzwerk etwas enger zu knüpfen. Vielleicht bekommt man eine Anbindung an das betreute Wohnen hin, mit regelmäßigen wöchentlichen Besuchen durch das sozialpsychiatrische Fachpersonal. Auf der einen Seite wären dann erweiterte soziale Kontakte und Gespräche möglich, und zum anderen könnte man über engmaschige, kompetente Informationen das psychische Befinden der Patientin besser einschätzen. Im Bedarfsfall hätte man dann die Möglichkeit, kurzfristig therapeutisch zu intervenieren.

Frau Müller schaut jetzt etwas missmutig zu Boden und wirkt deutlich angespannter als zu Beginn. Sie hat jetzt offenbar genug von mir. So hatte sie sich das nicht vorgestellt. Anstatt weniger soll sie jetzt sogar mehr Medikamente bekommen! Wie dumm ist das denn gelaufen?

Um sie aufzumuntern, schlage ich ihr vor, doch noch einmal die sprechende Puppe Elsa herauszuholen, was sie mit Freude annimmt. Sie drückt einen Knopf am Rücken und die Puppe fängt an zu jammern: »Susi hat Hunger, Mama.«

»Ja, warte Susi, Mama gibt dir das Fläschchen«, antwortet Frau Müller.

»Kann ich die Schätzchen beim nächsten Mal, wenn Sie kommen, auch meiner Frau zeigen?«, motiviere ich sie noch weiter.

Frau Müller schaut deutlich aufgemuntert und etwas keck zu mir herüber und meint: »Ja. Und wenn sie musikalischer ist als Sie, Herr Doktor, dann kann sie sogar mit dem Papagei zusammen ein Lied singen.«

»Oh! Gute Retourkutsche!«, lache ich und verabschiede Frau Müller schon mal, die noch einige Zeit braucht, um die Puppe und den Papagei wieder in der Tasche zu verstauen.

»Bis in drei Wochen dann.« Ich schließe die Tür und gehe, wie meistens vormittags um zehn Uhr, in den Sozialraum, um den ersten Kaffee des Tages zu trinken. Schließlich muss ich Nicole sofort von der Aussicht auf ein Duett mit einem Papagei berichten.

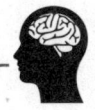

## SCHIZOPHRENIE
### (siehe auch Kapitel 20, 26, 29)

Die Schizophrenie ist eine der schwersten psychischen Erkrankungen und betrifft etwa ein Prozent der Bevölkerung in Deutschland. Sie gehört zu der Krankheitsgruppe der Psychosen. Darunter versteht man psychische Erkrankungen, die mit einem veränderten Realitätsbezug einhergehen.

Die Schizophrenie beginnt meist im Jugend- bis mittleren Lebensalter und kann in Episoden oder chronisch fortschreitend verlaufen.

Während einer psychotischen Episode kommt es aufgrund synaptischer Fehlfunktionen zu massiven Störungen der Informationsverarbeitung in den neuronalen Netzwerken, die für Denken, Fühlen und Wahrnehmung zuständig sind. Der innere Denkzusammenhang geht verloren. Die Betroffenen haben das Gefühl, dass der Gedankenfluss plötzlich abreißt oder dass ihnen jemand fremde Gedanken eingibt und ihren Willen beeinflusst.

Häufig finden sich Wahrnehmungsstörungen mit Stimmenhören (akustischen Halluzinationen). Die Patienten können sich auch verfolgt, abgehört und von Kameras überwacht fühlen (Wahnvorstellungen). Eine sinnvolle Planung und Ausführung von Handlungen sowie eine angemessene Gefühlsregulation gelingen nicht mehr.

Die Erkrankten sind diesem Chaos in ihrem Kopf hilflos ausgeliefert. Sie sind ängstlich, angespannt und verzweifelt. Suizidgedanken sind häufig, die Suizidrate ist deutlich erhöht.

In der menschlichen Begegnung wirken die Patienten häufig eigentümlich, seltsam und bizarr.

Bei längerer Krankheitsdauer kann es auch zu Störungen von Merkfähigkeit, Konzentration und der Urteils- und Kritikfähigkeit kommen (kognitive Störungen). Etwa zwei Drittel der Fälle haben einen leichten bis mittelschweren Verlauf mit relativ guter Prognose. Die selteneren schweren Verläufe können aber zu bleibenden Beeinträchtigungen mit sozialer Isolation, Erwerbsunfähigkeit und dauerhafter Hilfsbedürftigkeit führen.

Die eigentliche **Ursache** der Erkrankung ist noch unbekannt. Die familiäre Häufung spricht für eine genetische Komponente. Auch entwicklungsbiologische und biografische Faktoren werden diskutiert. Zusätzlich können emotionaler Stress, körperliche Krankheiten und auch Drogenmissbrauch einen Krankheitsausbruch auslösen.

Die **Therapie** ist multimodal, das heißt, sie besteht aus einer Kombination mehrerer verschiedener Behandlungsansätze. Medikamente wie die modernen Antipsychotika (zum Beispiel Risperidon, Quetiapin und Olanzapin) entfalten ihre beruhigende Wirkung hauptsächlich über eine Blockade von Dopaminrezeptoren an den Synapsen.

Sie wirken auch vorbeugend gegen neue psychotische Episoden und müssen oft über mehrere Jahre oder dauerhaft eingenommen werden. Unverzichtbar sind begleitende psychotherapeutische und soziotherapeutische Maßnahmen. Dazu gehören auch psychosoziale Angebote, bestehend aus gemeindepsychiatrischen Zentren, Wohnheimen, betreutem Wohnen, Werkstätten und Tagesstätten.

Insgesamt konnte die Prognose dieser schweren psychischen Erkrankung in den letzten Jahrzehnten dank dieser Therapiemöglichkeiten entscheidend verbessert werden.

# 13 | ADHS, ein Kapitel für sich

*Nicole, Juni*

Den kleinen, blassen Zehnjährigen in Zimmer eins habe ich jetzt schon achtmal zum Neurofeedback-Training in der Sprechstunde gehabt. Er sieht sich etwas erschrocken zu mir um und stellt die kleine Lok auf den Tisch zurück, als ich reinkomme.

»Hey, na, Marcel? Wie gehts dir?«

»Ganz gut. Machen wir heute wieder, dass die Eisenbahn fährt?«

»Ja, das können wir gern machen.« Ich klebe ihm die Messelektrode auf den Scheitel und klemme die Erdungskabel an die Ohrläppchen. »Du weißt ja schon, worauf es ankommt?«

»Ja, ich muss mich ganz doll konzentrieren, damit der blaue Balken da auf dem Bildschirm runtergeht, und dann fährt die Lok!«

»Genau, dann lass mal sehen, ob es heute wieder so gut funktioniert.«

Marcel strengt sich sichtlich an und starrt auf den Bildschirm, ohne zu blinzeln. Nach einigen Sekunden senkt sich der blaue Balken bis unter die rote Auslöseschwelle. Und siehe da: Die winzige elektrische Lokomotive fährt zügig in ihrem extra auf der Holzplatte angebrachten Schienenbett im Kreis über den Sekretär.

»Yesss!«, strahlt er und sieht gleich nicht mehr so ängstlich und teilnahmslos aus wie zu Beginn der Sitzung.

Wie interessant, denke ich. Kaum erfährt das Kind seine Selbstwirksamkeit, wacht es auf – wie aus einer Trance.

Ich habe schon viele Jungen und auch einige Mädchen erlebt, meist zwischen sieben und zwölf Jahren, die mit der Diagnose Aufmerksamkeitsdefizit-Syndrom, also ADS (und wenn zusätzlich Hyperaktivität besteht: ADHS), in unsere Praxis gebracht wurden – in der Regel von sehr engagierten, wohlmeinenden Eltern, die für ihr Kind frühzeitig die bestmögliche Therapie haben wollen.

Dass diese spezielle Art von Gehirnwellentraining eine sehr gute Therapieoption darstellt, davon sind Christian und ich nach Jahren der Fortbildung und der praktischen Anwendung fest überzeugt. Auch im Bereich der Epilepsie haben wir schon einige Erfolge gesehen. Die Patienten lernen dabei, bestimmte, die Arbeit des Gehirns störende Anteile ihrer Hirnströme mithilfe eines Computer-Feedbacks zu unterdrücken. Sie bekommen Elektroden auf den Kopf geklebt, mit denen ihre Hirnströme gemessen werden. Indem das Gerät in Echtzeit die einzelnen Frequenzanteile der Hirnströme in Form von Balken oder Zahlen anzeigt, kann der Patient sofort eingreifen und die als störend bekannten Frequenzen unterdrücken. Um dies zu erreichen, muss er sich gut auf die jeweilige Bildschirmaktivität konzentrieren. Für diese Leistung gibt es dann viele Möglichkeiten der Belohnung, die das Gerät in Sekundenbruchteilen liefert: kleine Filmsequenzen mit tanzenden Babys, rasende Autos, bunte Zuckerwattewolken oder eine Klaviatur, die ein fortlaufendes Musikstück herunterperlt, wenn der Schwellenwert für die störenden, langsamen Hirnwellen anhaltend unterschritten wird. Und es gibt eben diese vor allem bei vielen Jungen beliebte, echte Mini-Eisenbahn. Alle Belohnungssysteme lassen sich nur dann in Bewegung bringen, wenn das Gehirn durch besseres Konzentrieren das gewünschte Hirnwellen-Frequenzmuster produziert. So lässt sich nach einiger Zeit mit etwa zwei Sitzungen pro Woche bei vielen Kindern eine deutliche Verbesserung der Konzentrationsfähigkeit feststellen.

Nach vielen positiven Rückmeldungen durch unsere jungen Patienten und deren Eltern kam uns eines Tages die Idee, für die bewegungsaktiven Kinder mit ADHS und auch für die besonders verträumten Patienten mit ADS etwas mehr zu tun. Wir wussten ja, dass die Diagnose sie oft zu sozial ausgegrenzten Kindern macht.

Manchmal haben wir es auch mit kleinen, still funktionierenden, blassen »Roboterkindern« zu tun. Häufig dann, wenn ein Kollege, ohne eine weitere Entwicklung abzuwarten, dem Drängen der Eltern nachgegeben und frühzeitig Stimulanzien wie zum Beispiel Ritalin verordnet hat. Viele Eltern haben nämlich gehört, dass man sämtliche Probleme in der Schule oder zu Hause mit ein paar Tabletten Ritalin täglich lösen könne, weil das Kind damit still und angepasst wird. Und diese Einstellung wollten wir ändern! Vielleicht könnte man, so unsere Idee, eine Art »ADS-Freizeit« anbieten? Es müsste ein Konzept sein, bei dem die Kinder einmal täglich eine Neurofeedback-Therapiestunde bekommen, wir sie aber zusätzlich den Rest des Tages betreuen und motivieren könnten. Sie sollten einmal, ganz losgelöst von der häuslichen Umgebung, sie selbst sein: spielen, sich ausprobieren, sich selbst spüren, Naturerfahrungen machen, sich kreativ betätigen – und das alles am besten mit anderen Kindern zusammen.

Christian und ich waren Feuer und Flamme! Nach einigen Brainstormings und Anfragen konnten wir auch unsere Freunde Ina und Jo für das Projekt gewinnen. Sie haben ein kleines

Fachwerkhaus mitten im Wald auf einem kleinen Hügel. Der angrenzende Wald gehört ihnen, und wir können ungestört das gesamte Areal um das Haus herum nutzen. Ina und Jo, die keine Mediziner sind, hatten sofort jede Menge Ideen, wie man eine solche Freizeit gestalten könnte. Es sollten täglich Neurofeedback-Sitzungen stattfinden, für die Christian und ich die Kinder in die nahe gelegene Praxis bringen würden. Die tägliche Routine würde aus Frühstücken, gemeinsamem Abwasch, Vorbereitung des Mittag- und des Abendessens bestehen. Als Aktivitäten planten wir kleine Wanderungen, eine Bootsfahrt, eine Nachtwanderung, das Anfertigen von Gipsabdrücken von Händen und Gesichtern, das Bauen von Liegestühlen und Trommeln sowie einen Angelausflug mit anschließendem Räuchern der geangelten Forellen. Wir druckten also einen Flyer und legten ihn im Wartezimmer aus. Nach knapp einer Woche waren alle sieben Plätze für die erste »Therapiefreizeit« ausgebucht. Bei allen Kindern handelte es sich um Jungen, bei denen kinder- und jugendpsychiatrische Fachkollegen schon vor längerer Zeit die Diagnose ADS gestellt hatten.

Der Samstag, an dem die zehntägige Freizeit begann, war ein sonniger Junitag, und ein Elternpaar nach dem anderen kam mit seinem Kind den Berg heraufgewandert. Ina hatte auf einem großen Tisch unter einer Kastanie vor dem Haus Stuten, Butter, selbst gemachte Marmelade, Kaffee und Tee aufgebaut. Alle Kinder und Eltern schwärmten zunächst aus, um sich die wunderbare Umgebung und das kleine Häuschen mit den sieben Schlafmatratzen unter dem Dach anzuschauen. Nach einem gemeinsamen Kaffeetrinken spürte man: Jeder freute sich auf die zehn Tage, und die meisten Eltern wären am liebsten auch dageblieben.

Unsere »sieben Zwerge«, wie wir sie unter uns nannten, waren sehr unterschiedlichen Charakters, und jeder hatte seine kleinen Eigenheiten:

Einer war gerade mal sieben Jahre alt und hatte schlimmes Heimweh.

Einer wollte sich die ganzen anderthalb Wochen lang nicht waschen und trug nur *den einen* Universal-Jogginganzug.

Einer war extra für die zehn Tage gekommen, um hier die Reduzierung seiner Ritalin-Dosis zu schaffen.

Einer war ein pfiffiger Naturbursche, der uns alle mit seiner Intelligenz und seinem Charme bezauberte.

Einer war ein für sein Alter unreif wirkendes, angespanntes Muttersöhnchen.

Einer half gern im Haushalt und hatte eigentlich am meisten Spaß an allen Koch- und Ess-Events.

Und nur ein Kind zeigte tatsächlich und deutlich die typischen Verhaltensauffälligkeiten, wie man sie bei ADHS erwartet: Unkontrollierte Impulsdurchbrüche wechselten sich bei ihm ab mit Zurückgezogenheit, Unkonzentriertheit und der Unfähigkeit, still zu sitzen. Er hatte große Probleme, sich an die Regeln der Gruppe zu halten, und stieß dauernd auf Widerstand. Er ließ sich beim Gipsabdruck der Hände so sehr von den Vogelstimmen im Wald ablenken, dass der Gips hart wurde, bevor er mit dem Abdruck angefangen hatte. Beim Tischgespräch schrie er immer dazwischen, sodass die anderen sich schon die Ohren zuhielten. Er konnte nicht abwarten, bis er beim Trommelbau an die Reihe kam, und trat das vorbereitete Material in den Dreck. Er hatte, wie zu erwarten, häufig Streit mit den anderen Jungen.

Genau für solche Kinder war unsere Freizeit gedacht!

Ina und Jo wuchsen über sich hinaus in dieser Woche. Während Christian und ich morgens ausgeruht von zu Hause mit Brötchen im Wald erschienen, um nach dem Frühstück nach und nach mit den Jungs in die Praxis zu fahren, hatten sie die Abende mit den sieben Kindern zu gestalten – und die Nächte zu überstehen.

Am ersten Tag war noch die Nachtwanderung die große Attraktion gewesen. Ein Junge hatte das volle Equipment mitgebracht: Seile, eine Stirnlampe, einen wasserdichten Ganzkörperanzug, ein Nachtfernglas und eine Wärmebildkamera! Das war natürlich übertrieben, hatte aber für großes Hallo unter den Kindern gesorgt. Nachdem die kleine Expeditionsgruppe einmal kreuz und quer durch den Wald gerobbt war und sogar einen Dachs gesichtet hatte, erreichten um kurz vor Mitternacht alle müde und dreckig das Haus, wo sie noch einen Tee bekamen und sich wuschen (die meisten jedenfalls) und anschließend sofort einschliefen.

Aber schon ab dem dritten Abend gab es zur Schlafenszeit regelmäßig Querelen unter den Jungen, und Ina und Jo mussten so manchen Trick aus ihrer unerschöpflichen Erziehungskiste hervorzaubern, die sie, weil ihre eigenen Kinder längst erwachsen sind, schon lange nicht mehr gebraucht hatten. Aber insgesamt verliefen alle geplanten Ausflüge und Aktivitäten und auch die Neurofeedback-Therapiestunden in unserer Praxis bilderbuchmäßig.

Eines Abends saßen wir noch mit allen Jungen vor dem Haus auf den selbst gebastelten Liegestühlen und waren erschöpft von einer anstrengenden Wanderung mit anschließender Bootsfahrt. Der Weg vom Bootsanleger zurück in den Wald zum Haus erschien unendlich lang und war dann die stärkste

Belastungsprobe gewesen. Die Kinder hatten die bunten Becher zum zweiten Mal mit Saftschorle aufgefüllt bekommen, aber uns dürstete es nach Getränken ganz anderer Art!

Da wir kein schlechtes Vorbild sein wollten, hatten wir bisher auf ein Gläschen Wein oder Bier abends verzichtet. Da schuf Jo Abhilfe.

»Zwar nicht ganz stilvoll, aber besser als gar nichts«, grinste er und füllte unauffällig eiskalten Weißwein in unsere Plastikbecher. Bis zum Rand voll! Nie hat mir ein Wein so gut geschmeckt!

Die zehn Tage gingen dann doch recht zügig vorbei, und alle hatten am Ende profitiert. Besonders der Junge, der als Einziger eine Aufmerksamkeitsstörung mit Hyperaktivität hatte, die wir objektivieren konnten, fügte sich zum Schluss deutlich besser in die Gruppe ein. Er gab sich nach einigen bitteren Tränen große Mühe, doch noch dazuzugehören. Er ließ sich auf Geduldspiele ein und machte auch beim Neurofeedback-Training gut mit, nachdem er anfangs stets herumgealbert und geredet hatte. Beim letzten gemeinsamen Abendessen hörte er aufmerksam zu, was in der Runde erzählt wurde.

Der Junge, dessen Ritalin wir während der Therapiefreizeit abgesetzt hatten, war zunehmend lebendiger geworden und hatte rosige Wangen von den vielen Außenaktivitäten bekommen. Er war konzentriert und freudvoll bei den Bastelarbeiten und beim Angeln gewesen. Wir hofften, dass er in Zukunft seinen Alltag auch ohne Ritalin würde bewältigen können.

Allen anderen Jungen hatten die Gemeinschaft und die täglichen Herausforderungen auch sehr gut gefallen, und als sie abgeholt wurden, hatten sie viel zu erzählen.

Marcels 45 Minuten Neurofeedback-Training sind nun auch vorbei. Zwischendurch wollte er lieber noch einmal nur »die Zahlen« trainieren. Dabei werden die einzelnen Frequenzanteile der Hirnströme als Zahlen auf dem Bildschirm angezeigt. Von der »guten« Frequenz, von 12 bis 15 Hertz, muss mehr erzeugt und die »schlechte«, von 4 bis 7 Hertz, soll unterdrückt werden. Als Belohnung frisst dann ein Pac-Man bunte Kugeln. Das macht Marcel sichtlich Freude und gelingt ihm auch ganz gut.

»Du hast das heute wieder prima gemacht, Marcel! Bis zum nächsten Mal. Und trink schön viel Apfelschorle oder so etwas Ähnliches nach dem Training. Du weißt ja, dein Gehirn läuft auf Hochtouren und verbraucht viel Zucker und Wasser.« Ich strubble zum Abschied über seine Igelfrisur.

Stolz geht er zu seiner Mama, die ihn wie immer abholt.

Im Personalraum hat sich Christian gerade seinen zweiten Kaffee eingegossen.

»Na? Du siehst ja so belustigt aus, Christian. Hat die Woche ausnahmsweise mal gut angefangen?«, frage ich und mopse ein Stück von seinem Käsebrot aus der Dose.

»He, das ist meins! Ja, ich durfte gerade einen kleinen Hund Pipi machen lassen.«

»Hm? Wie das?«

»Na, meine Patientin mit den elektronisch gesteuerten Tieren und Puppen war wieder da.«

»Herrlich! Ich will das auch mal sehen!«

»Nächstes Mal nehme ich dich mit.« Er zwinkert mir zu. »Dann darfst du ein Duett mit einem singenden Papagei versuchen. Ich bin ab heute raus! Ich bin in Ungnade gefallen, weil ich die Medikamente bei der Patientin erhöhen musste. Und wie war dein Morgen bisher?«

»Ich hatte gerade eine Neurofeedback-Stunde mit einem kleinen ADS-Patienten. Ich glaube, er profitiert sehr gut vom Training. Da könnte man dann auch mal mit den Eltern über ein baldiges Ausschleichen von Ritalin reden!«

»Super! Besser wäre das. Du, wir können ja mal wieder eine ADS-Freizeit machen!«, lacht er.

»Oh nee, lieber nicht so bald, das war einfach zu anstrengend! Ich glaube, auch Ina und Jo brauchen noch ein bisschen Erholung davon. Aber gerade eben habe ich auch an unsere spannende Zeit mit den sieben Zwergen im Wald gedacht.«

Ich trinke noch den Kaffee aus, während Christian schon zum nächsten Patienten verschwunden ist. Hoffentlich ist er danach auch noch so guter Laune.

# 14 | Falscher Stempel
*Nicole, Juli*

»Christian, hast du mal 'ne Minute?« Ich muss diese Untersuchungsergebnisse erst einmal mit ihm besprechen. Irgendetwas an der seit Jahren bestehenden Diagnose bei dieser Patientin gefällt mir nicht.

Frau Ellermann wird seit vier Jahren von ihrem Hausarzt wegen Restless Legs (RLS) behandelt, dem Syndrom der unruhigen Beine. Ihm hatte sie damals berichtet: »Immer wenn ich mich abends in den Fernsehsessel setze oder auch später, wenn ich im Bett bin, fängt das mit diesen Zappelbeinen an, Herr Doktor. Dann muss ich aufstehen und laufe in der Wohnung herum, sonst halte ich das nicht aus.« Der Hausarzt hatte daraufhin ein RLS vermutet und andere Ursachen für die Beschwerden, zum Beispiel einen Eisenmangel, ausschließen können.

Beim RLS ist der Dopaminstoffwechsel im Gehirn gestört. Ähnlich wie bei Parkinson kommt es zu motorischen Störungen, die sich in einer Bewegungsunruhe und unwillkürlichem Zucken der Beine äußern. Dementsprechend helfen bei dieser Erkrankung dieselben Medikamente, die auch bei Parkinson wirksam sind. Der Hausarzt hatte ihr solch ein Präparat verordnet, das sie auch regelmäßig eingenommen hatte. Über die Jahre musste die Dosis immer wieder gesteigert werden. Die Beschwerden hatten jedoch weiter zugenommen.

»Ja, klar, komm, wir setzen uns in den Personalraum, ich kann sowieso gerade einen Kaffee vertragen.« Christian geht voraus. »Erzähl mal.«

Nachdem ich ihm die Vorgeschichte geschildert habe, komme ich auf den Punkt: »Frau Ellermann hat immer noch erhebliche Beschwerden. Bei der neurologischen Untersuchung fiel mir ein unsicheres Gangbild auf. Und als ich den Patellarsehnenreflex geklopft habe, hat sie mir, als ich mit dem Reflexhammer auf die Sehne unter der Kniescheibe schlug, direkt mit dem Fuß vors Schienbein getreten. Aua!«

Christian lacht. »Oh, ich ahne es schon: gesteigerte Beineigenreflexe, das deutet natürlich auf einen Rückenmarksprozess hin.«

»Ja, genau.«

Gesteigerte, sehr lebhafte Beineigenreflexe wie der Knie- und Achillessehnenreflex und eine erhöhte Muskelspannung in den Beinen (Spastik) weisen auf eine Störung der Leitungsbahnen hin, die den für Bewegungen zuständigen Teil der Hirnrinde mit den entsprechenden Zentren im Rückenmark verbinden. Sind diese Leitungen gestört oder sogar unterbrochen, ist das Rückenmark ohne Kontrolle von »ganz oben«. Es kommt durch das Fehlen *erregender* Leitungen zu Lähmungserscheinungen in den Beinen und durch das Fehlen *hemmender* Einflüsse zu gesteigerten Muskeleigenreflexen (der Tritt vors Schienbein) und zu erhöhter Muskelspannung (Spastik, also Verkrampfen und Zucken). Dies alles zusammen führt zu dem unsicheren Gangbild bei Frau Ellermann.

»Ich habe dann noch die Nervenleitgeschwindigkeit gemessen. Die war in Ordnung. Also, ich denke auch eher an einen im

Rückenmark liegenden Prozess als Ursache der Gangstörung und nicht an ein RLS.«

»Ja, dann hast du dir die Antwort ja schon selbst gegeben.«

»Aber was ich nicht verstehe, ist: Warum bekam sie jahrelang Medikamente gegen RLS, obwohl es ihr überhaupt nicht besser ging, eher immer schlechter? Christian, du müsstest sie mal laufen sehen! So läuft doch niemand, der ›nur‹ ein RLS hat.«

»Na ja, die subjektiven Beschwerden sind schon sehr ähnlich wie beim RLS. Bei Frau Ellermann werden sie aber wahrscheinlich durch die Spastik in den Beinen hervorgerufen. Aber dann ist es ja gut, dass die Patientin jetzt zu uns gekommen ist. Was willst du als Erstes untersuchen lassen?«, fragt Christian.

»Ich lasse zuerst mal ein MRT von der Brust- und Halswirbelsäule machen. Dann sehen wir weiter.«

»Super, mach das. Danke für die kleine Pause, die du mir verschafft hast«, grinst er und kaut dann weiter genüsslich sein geliebtes Rosinenbrötchen.

»Genau deshalb hab ich dich ja hierhergelotst. Lass es dir schmecken. Ich gehe jetzt zur Patientin und erkläre ihr alles.«

Frau Ellermann, eine energische, leicht untersetzte Frau Anfang fünfzig mit kurzen roten Haaren, wartet schon ungeduldig.

»Was denken Sie denn, was es ist, Frau Doktor? Ist es etwas Schlimmes? Ich finde das mit dem RLS ja schon schlimm genug, aber ich habe jetzt auch tagsüber oft so ein unsicheres Gefühl in den Beinen.«

»Ich möchte Sie zunächst in die Röhre schicken. Im MRT werden dann die Brust- und Halswirbelsäule untersucht. Ich habe den Verdacht, dass irgendein Prozess dahintersteckt, der im Rückenmark abläuft. Sie haben so stark gesteigerte Reflexe an den Beinen, das müssen wir abklären.«

»Sorry, Frau Doktor, dass ich Ihnen vors Schienbein getreten habe, das war wirklich nicht mit Absicht«, murmelt die Frau ganz zerknirscht.

»Frau Ellermann, da können Sie nun wirklich nichts dafür! Ich hab das ja provoziert mit meinem Reflexhämmerchen. Und der Tritt hat mich ja vielleicht auch auf die richtige Fährte gebracht! Also, wir sehen uns dann nach dem MRT-Termin wieder, ja? Die Befunde bekomme ich ja gemailt.«

Zehn Tage später habe ich den MRT-Befundbericht vorliegen. Wie ich es vermutet hatte, hat man im Rückenmark im Bereich der Brust- und Halswirbelsäule viele kleine Herde entdeckt, die einer Entzündungsreaktion entsprechen. Aufgrund der Befundkonstellation vermutet der Radiologe eine Multiple Sklerose.

»Bevor ich mich auf MS festlege, will ich aber andere mögliche Ursachen für die Herde und für ihre Symptome abklären. Nicht dass sie noch mal einen falschen Stempel aufgedrückt kriegt«, sage ich bei unserer Morgenbesprechung im Personalraum zu Christian, bevor ich Frau Ellermann erneut empfange.

»Hallo, guten Morgen, Frau Ellermann. Der Befund vom MRT hat uns schon einmal in eine Richtung gewiesen, in der wir jetzt weitersuchen müssen. Ich werde deshalb heute noch eine Messung hier machen und sie dann einmal für ein paar Tage in die neurologische Abteilung der Klinik überweisen.«

»Ja, wenn Sie meinen, Frau Doktor. Ich möchte wirklich mal wissen, was das für eine Krankheit ist, wo man so viele Untersuchungen braucht, um sie zu erkennen!«

»Ja, leider gibt es eine ganze Menge von neurologischen Krankheiten, bei denen man sich nicht nur auf zwei oder drei Ergebnisse verlassen sollte.«

Ich lege die Messelektroden für das »visuell evozierte Potenzial« zurück auf den Wagen. Bei der VEP-Untersuchung habe ich Frau Ellermann mit einer Augenklappe ein Auge abgedeckt, während sie mit dem anderen ein Schachbrettmuster auf dem Computerbildschirm angeschaut hat, bei dem die schwarzen und weißen Felder immer hin- und herwechselten. Das ist ein starker Reiz für die Sehverarbeitung. Der Impuls setzt sich von der Netzhaut fort bis zur Hirnrinde im Hinterkopfbereich, wo eine Elektrode, die ich dort angeklebt hatte, das entstandene Potenzial misst. Der Standardwert für die Übertragungsdauer des Reizes beträgt beim Gesunden etwa hundert Millisekunden. Typischerweise hätte man bei der Multiplen Sklerose, die auch das Gehirn betrifft, eine Verzögerung erwarten können. Aber bei der Patientin ist das VEP ohne pathologischen Befund.

»Die Sehbahn und damit wahrscheinlich auch das Gehirn scheinen nicht beeinträchtigt zu sein, Frau Ellermann. Eine Liquoruntersuchung zur Analyse bestimmter Entzündungsmarker im Nervenwasser kann ich Ihnen trotzdem leider nicht ersparen. Und erst wenn wir die Befunde vorliegen haben, können wir uns über eine Diagnose und eine mögliche Therapie unterhalten. Einverstanden?«

»Ja, klar, Frau Doktor. Ich will doch genau wissen, was es ist. Und nicht wieder jahrelang sinnlos Medikamente einnehmen.«

»Genau! Dann sind wir uns einig. Wie schon gesagt: Ich mache Ihnen die Einweisung in die Neurologie fertig. Wenn wir die Befunde der Liquorpunktion und aller anderen Untersuchungen haben, sprechen wir uns wieder, okay?«

Weitere zehn Tage später kommt der Befund aus der Klinik per Mail: Die Patientin hat wirklich eine Multiple Sklerose! Im Nervenwasser sind MS-typische Entzündungsmarker gefunden worden. Alle anderen Erkrankungen wurden ausgeschlossen.

Bei der MS können im gesamten Rückenmark und im Gehirn viele verstreute (multiple) Entzündungsherde auftreten, die dort anschließend eine Art Narbengewebe (Sklerose) hinterlassen. Man nimmt an, dass dies durch einen Autoimmunprozess angestoßen wird. Das eigene Immunsystem richtet sich gegen Nervenzellen und Teile der Nervenfasern, die an der Impulsübertragung beteiligt sind. Die Reflexe bei Frau Ellermann sind deshalb so verstärkt, weil Skleroseherde im Rückenmark zu einer gestörten Signalübertragung geführt haben.

Es kann bei der MS auch zu vielen anderen Symptomen wie Lähmungserscheinungen und Missempfindungen am ganzen Körper kommen. Wenn auch im Gehirn Entzündungsherde vorliegen, ist manchmal auch die Funktion der Augen betroffen, weshalb die Patienten dann Sehstörungen haben. MS ist eine der häufigsten Krankheiten des zentralen Nervensystems. Sie beginnt oft schon im frühen Erwachsenenalter und betrifft mehr Frauen als Männer. Man unterscheidet grundsätzlich zwischen einem schubförmigen und einem stetig langsam fortschreitenden Verlauf. Bei milder Ausprägung ist eine Beeinträchtigung des Alltagslebens kaum spürbar. Bei schwerem Verlauf kann die körperliche und psychische Gesundheit erheblich beeinträchtigt sein, und es kann zu bleibenden Behinderungen kommen. Dies ist bei etwa einem Drittel der Betroffenen der Fall.

Bei Frau Ellermann liegt wahrscheinlich eine chronisch progrediente (fortschreitende) Verlaufsform vor, da sie über Jahre ständig zunehmende Beschwerden ohne Schübe hatte. Ein weiteres Fortschreiten der Erkrankung könnte dazu führen, dass sie irgendwann auf einen Rollstuhl angewiesen ist oder gar bettlägerig wird. Auch Blasenstörungen, psychische und kognitive Beeinträchtigungen sowie eine chronische Müdigkeit könnten ihre Lebensqualität in den nächsten Jahren und Jahrzehnten beeinträchtigen. Aber das muss ich ihr gar nicht alles auf einmal auf den Kopf zusagen. Man hat inzwischen erfreulicherweise schon so viele Behandlungsmöglichkeiten und Medikamente zur Verfügung, dass man von einer gut behandelbaren Krankheit sprechen kann. Außerdem ist der Verlauf im Einzelfall auch so unterschiedlich, dass man mit Prognosen erst einmal vorsichtig sein sollte.

Für jetzt genügt es, die Patientin darüber aufzuklären, welche Krankheit bei ihr vorliegt und welche Therapieoptionen es gibt, anstatt gleich den Teufel an die Wand zu malen.

»Guten Tag, Frau Ellermann. So, wir haben ja jetzt alle Untersuchungsergebnisse zusammen. Es sieht so aus, dass man bei Ihnen verstreute entzündliche Herde im Hals- und Brustwirbelsäulen-Rückenmark gefunden hat. Zusammen mit den Befunden aus dem Nervenwasser wurde in der Klinik die Diagnose einer Multiplen Sklerose gestellt. Kennen Sie den Begriff?«

»Waas? Ich habe MS?! Um Gottes willen! Nein! Ich fasse es nicht. Dann sitze ich wohl bald im Rollstuhl?« Frau Ellermann hat die Hände vor den Mund geschlagen und versucht, ein Schluchzen zu unterdrücken.

Ich gehe zu ihr, setze mich auf den Stuhl neben sie und nehme ihre Hand. »Früher war diese Diagnose tatsächlich ein schwerer Schlag. Aber inzwischen gibt es zum Glück sehr gute

Behandlungsmöglichkeiten. Und die Bilder, die man immer sofort vor Augen hat, wenn man an Multiple Sklerose denkt, treffen nur in seltenen Fällen zu. Es gibt sehr unterschiedliche Verlaufsformen, darunter auch milde, langsam fortschreitende, bei denen sich über Jahre und Jahrzehnte eine gute Lebensqualität erhalten lässt. Ich werde Sie jetzt an ein Zentrum für Diagnostik und Therapie der MS überweisen, mit dem wir eng zusammenarbeiten. Dort wird man Sie genau über die Krankheit informieren: wie sie entsteht, was genau im zentralen Nervensystem passiert und vor allem, wie man sie behandeln kann. Zum Beispiel mit Immuntherapien, die den Kampf, den Ihr Immunsystem gegen Ihren Körper führt, eindämmen können. Kortison ist auch ein sehr gutes Mittel, das aber hauptsächlich bei Schüben der Erkrankung eingesetzt wird. So viel nur vorab, Frau Ellermann. Ich hoffe, Sie werden in der Klinik noch mit ganz viel mutmachender Information versorgt werden. Wie ich Sie einschätze, geben Sie so schnell nicht auf. Oder?«

Sie legt den Kopf leicht schief und ihre Augen blitzen. Die roten Haare unterstreichen noch den Eindruck einer Powerfrau, die sich nicht unterkriegen lässt.

»Bingo, Frau Doktor! So schnell haut mich eigentlich nichts um. Und da Sie mir ja auch schon ein wenig Hoffnung gemacht haben, will ich mal lieber froh sein, dass ich es jetzt mit der richtigen Diagnose zu tun habe und dafür auch die richtige Therapie bekomme! Beklagen kann ich mich dann später immer noch.« Sie rafft sich auf und fährt sich durch ihre Strubbelfrisur. Für mich sieht es so aus wie: Hinfallen. Aufstehen. Krone richten. Weitermachen!

# 15 | Kein alter Lappen
*Christian, Juli*

Wenn man während des Medizinstudiums die Entwicklung des Gehirns erlernt, sieht man, dass die weit vorn gelegenen Anteile erst sehr spät reifen. Wie ein guter Wein brauchen sie sehr lange, tatsächlich bis zu 25 Jahre, um sich zu der edelsten Struktur unseres Gehirns zu entwickeln, die man »Stirnlappen« oder auch »Frontallappen« nennt. In ihm entwickeln sich das Sozialverhalten, das Bewusstsein und unsere Persönlichkeit.

Diese Persönlichkeit, die uns als Individuum ausmacht, ist die Summe von Millionen von Informationen, die unser Körper und unser Gehirn im Laufe des Lebens aufnehmen, als ob in eine große Kiste immer neue Zettel hineingesteckt würden. Auf ihnen stehen Informationen wie zum Beispiel: Ist dieser Mensch neugierig? Wie reagiert er auf emotionale Erlebnisse? Neigt er zur Angst? Wie resilient ist er, also wie widerstandsfähig gegen schwere Krisen? Was ist seine genetische Grundausstattung? Wie ist die familiäre Konstellation und welche Kindheitserfahrungen macht er? Wie wirken sich Erziehung, Schule und Ausbildung aus? Wie gut kommt er in Kontakt mit anderen Menschen? Welche seelischen Traumata erleidet er? Wie ist seine körperliche Ausstattung? Wie intelligent ist er? In der Kiste formiert sich dann *eine* von Millionen Möglichkeiten, und es entsteht ein einzigartiges Konstrukt: die individuelle Persönlichkeit, die als Quintessenz aller Informationen nach ungefähr einem Vierteljahrhundert der Durchmischung entsteht. Auch danach ist der Mensch noch weiter entwicklungsfähig. Und wenn noch weitere Informationen in die Kiste geworfen werden, die einen starken Eindruck hinterlassen (wie zum Beispiel Schicksalsschläge), kann sich sogar die Persönlichkeit eines älteren Menschen noch weiter verändern.

Tragisch ist es, wenn all diese über Jahrzehnte erworbenen und zusammengesetzten Puzzleteile, die das Bild einer Persönlichkeit ergeben, erschüttert oder sogar zerstört werden. Wenn alles, was man sich an Sozialverhalten mühsam antrainiert hat, und alles, was im Bewusstsein gespeichert und verwertet wurde, verloren geht. Nicht mehr einschätzen zu können, ob das eigene Verhalten moralisch und rechtlich richtig oder falsch ist, anständig oder obszön. Sozial erwünscht oder nicht.

Dieses Thema beschäftigt mich an diesem Tag ganz besonders.

Herr Schneefels, ein Patient Mitte sechzig, den ich seit zehn Jahren kenne, war heute wohl zum letzten Mal in der Praxis.

Jetzt ist er gerade weg. Im Behandlungszimmer riecht es noch nach ungewaschenen Haaren und Schweiß. Seine weit aufgerissenen, fiebrig glänzenden Augen sind mir noch sehr präsent. Seit fünf Jahren schon leidet Herr Schneefels an einer frontotemporalen Demenz. Bei dieser Erkrankung gehen die Nervenzellen im Stirnlappen zunehmend unter. Und im selben Ausmaß löst sich parallel auch die Persönlichkeit nach und nach auf. Aber nicht so, wie man es von der Alzheimerdemenz kennt, wo zunächst Vergesslichkeit und Orientierungsstörungen im Vordergrund stehen, sondern auf eine viel unangenehmere Weise. Die Betroffenen fallen dadurch auf, dass sie sich wesensfremd und sozial inadäquat verhalten und oft peinlich für ihre Angehörigen werden. Sie sind impulsiv und manchmal aggressiv, vernachlässigen ihre Körperpflege und neigen dazu, unmäßig viel zu essen und zu trinken. Manche haben hartnäckige Wahnvorstellungen und fallen unangenehm auf durch sexualisierte und unflätige Äußerungen oder Handlungen.

Die am Anfang der Erkrankung häufig noch stark getrieben wirkenden Menschen können später zunehmend emotional verflachen und werden apathisch, sprechen nicht mehr und sterben im Mittel zwischen acht und zehn Jahre nach Diagnosestellung.

Bei meinem Patienten war leider das ganze Spektrum an Symptomen vorhanden. Kennengelernt habe ich ihn vor zehn Jahren als eleganten Bankkaufmann, der wegen eines Karpaltunnelsyndroms, ausgelöst durch einen eingeklemmten Nerv am Handgelenk, in die Sprechstunde gekommen war. Damals wirkte er ausgesprochen distinguiert, gepflegt und gebildet. Wie er mir während der Nervenmessung erzählte, hatte er drei Töchter und schon ein Enkelkind. Er liebte Theater und Literatur und sprach Englisch und Französisch.

Als er vor fünf Jahren dann zum ersten Mal in Begleitung seiner Frau in die Praxis kam, hätte ich ihn beinahe nicht wiedererkannt. Er hatte leicht zugenommen und wirkte mit seinem Dreitagebart und dem Jogginganzug eher etwas ungepflegt. Seine Frau hatte berichtet: »Mein Mann hat ständig irgendwelche Ängste. Immer vermutet er, dass im Garten jemand aus seiner Bankfiliale hinter dem Baum steht. Dann gehe ich mit ihm dahin, um zu beweisen, dass da keiner ist, aber er glaubt mir nicht. Er behauptet auch, nachts würden irgendwelche Fremden die Klospülung betätigen oder in der Wohnung herumlaufen und den Kühlschrank leer essen. Ich kann ihn nicht vom Gegenteil überzeugen.« Sie hatte resigniert mit dem Kopf geschüttelt.

»Das ist das, was *du* mitkriegst in deinem kleinen unterbelichteten Gehirn, Fräulein!«, hatte er böse und mit blitzenden

Augen dazwischengeschrien und ihr einen Stinkefinger gezeigt. »Ich sehe die missgünstigen Pisser doch alle. Die lachen sich ins Fäustchen, aber du merkst es nicht.«

Ich war einigermaßen entsetzt gewesen, weil ich damit nicht gerechnet hatte, und versuchte erst mal, mich zu orientieren. Lag hier eine Psychose vor? Dafür wären der Wahn und die Halluzinationen typisch, aber die massive Wesensänderung passte dazu nicht so ganz. Nein, da musste noch etwas anderes dahinterstecken. Diese Ausdrucksweise! Diese Gestik! Das erinnerte mich an ein schlimmes Krankheitsbild, das man früher in Fachkreisen nach seinem Entdecker, dem Prager Neurologen Arnold Pick, benannt hatte: Morbus Pick. Der Arzt hatte 1892 nach der Obduktion eines sogenannten Schwachsinnigen einen starken Gewebeschwund im Bereich des Stirnlappens des Verstorbenen festgestellt und dann noch weitere Fälle auf diese Art posthum identifiziert. Generationen von Studenten machten dann »Morbus Pig« daraus, um sich besser merken zu können, dass die Betroffenen so dick wurden und sich leider auch so benahmen wie Schweine.

Ich habe den Patienten dann innerhalb der nächsten Monate zweimal stationär zur Abklärung eingewiesen, und danach war die vorläufige Diagnose zur traurigen Gewissheit geworden: FTD, eine frontotemporale Demenz, wie man die Krankheit heute nennt, lag vor. Von nun an war Herr Schneefels regelmäßig zur Kontrolle gekommen. Und jedes Mal war er aggressiver, erregter und korpulenter geworden. Seine Körperpflege konnte (und wollte) er nicht mehr allein bewältigen, weshalb ein externer Pflegedienst eingeschaltet worden war.

Vor einem Jahr hat Frau Schneefels berichtet: »Er isst so schrecklich viel. Und immer nur ungesundes Zeug. Legt sich damit ins Bett und schaut den ganzen Tag fern. Wir sind alle so entsetzt und traurig. Was ist aus meinem Mann geworden? Ich erkenne ihn gar nicht mehr wieder.« Sie war den Tränen nahe.

Ihr Ehemann, der seit dem letzten Mal noch sichtlich weiter zugenommen hatte, schrie sie an: »Ihr solltet euch mal lieber im Garten umgucken. Da stehen die Kollegen und die Kolleginnen aus der Bank nackt rum oder treiben es im Gebüsch. Aber ich lass mich nicht auch noch reinziehen in diese Schweinerei. Wahrscheinlich wollen die mich auch noch überfallen! Ich habe mir schon ein Messer unters Kopfkissen gelegt.« Die Ehefrau hatte nun richtig Angst vor ihm bekommen und fürchtete, er könnte sie nachts im Wahn erstechen. Frau Schneefels hatte mir am Telefon auch schon berichtet, dass ihr Mann bei einem der letzten Restaurantbesuche, die sie sich mit ihm zugetraut hatte, sehr laut gerülpst und nach dem »Scheißhaus« gefragt hatte. Auf dem Weg dorthin hatte er sich schon die Hose aufgerissen und halb heruntergezogen.

Heute, fünf Jahre nach der Diagnose, hat er mit seiner in Tränen aufgelösten Frau vor mir gesessen. Er war ein Mensch, der nichts mehr mit der Person zu tun hatte, die er einmal gewesen war. Eine komplett andere Persönlichkeit. Inzwischen hatte der hirnzerstörende Prozess auch die Sprachregion miterfasst. Herr Schneefels sprach kaum noch spontan und antwortete auf Fragen nur mit ganz kurzen Sätzen oder einzelnen Schimpfwörtern. Aufgrund einer Blaseninkontinenz musste er Windeln tragen. Als ich ihn fragte, ob er seine Tabletten, die ich ihm gegen die psychotischen Symptome verordnet hatte, denn auch regelmäßig einnehme, sprang er mit einem wilden Schrei auf, wobei sein Stuhl umkippte, und verließ mit lautem

Türenknallen zuerst das Sprechzimmer und dann die Praxis. Seine völlig geschockte Ehefrau sprang ebenfalls auf.

»Bitte, Frau Schneefels, Sie sehen ja, das geht nicht mehr lange gut. Sie gehen zugrunde, und Ihrem Mann werden Sie zu Hause mit der Betreuung auch einfach nicht mehr gerecht. Vielleicht schauen Sie sich mal rechtzeitig nach einem Pflegeheim um? Aber jetzt suchen Sie erst mal Ihren Mann und bringen ihn nach Hause. Ich rufe Sie am späten Nachmittag noch mal an, dann können wir alles Weitere ausführlich besprechen.«

Frau Schneefels sah mich nur noch einmal kurz verzweifelt an, zuckte mit den Schultern und lief ihrem Mann hinterher, den man durch das geöffnete Fenster von der Straße her laut schimpfen hörte.

Ich denke darüber nach, wie es wohl weitergehen wird mit dem Patienten. Als Nächstes wird wohl das Sprachvermögen gänzlich versiegen, weitere neurologische Symptome werden hinzukommen. Er wird unsicher beim Gehen werden und häufiger stürzen. Zunehmende Unbeweglichkeit wird ihn irgendwann ans Bett fesseln. Meistens sterben die Patienten an den Folgen der Bettlägerigkeit wie Lungenentzündung, Lungenembolie oder auch an einer allgemeinen Entkräftung.

Wie grausam, wenn ausgerechnet der edelste Teil unseres Gehirns, der uns zu der Person macht, die wir sind, von einem unbekannten Feind angegriffen und zerstört wird!

Das Erleben dieser Persönlichkeitsverwandlung von einem liebenswürdigen, differenzierten Menschen in ein aggressives, triebgesteuertes Wesen wühlt mich sehr auf. In solchen Momenten wäre ich gern noch einmal jung. Dann würde ich mich in die Forschung begeben, um mitzuhelfen, die Ursache dieser

Erkrankung zu entschlüsseln und eine Heilungsmöglichkeit zu finden. Ich schüttle mich, um die düsteren Gedanken an diese entsetzliche Krankheit loszuwerden, und gehe hinaus in Richtung Empfang. Ich muss die entgeistert dreinschauenden Arzthelferinnen beruhigen. Sie haben sich richtig erschrocken, als der Patient schreiend und türenknallend aus der Praxis verschwunden war, dicht gefolgt von seiner aufgelösten Frau. Auch wenn wir viel Tragisches und Verstörendes erlebt haben: Solche Situationen wie heute sind zum Glück sehr selten.

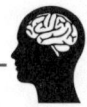 FRONTOTEMPORALE DEMENZ

Die frontotemporale Demenz (FTD) ist deutlich seltener als die Alzheimererkrankung. Die ersten Symptome zeigen sich meist schon im fünften bis sechsten Lebensjahrzehnt.

Bei fast einem Drittel der Fälle liegt eine Genmutation vor.

Die durchschnittliche Krankheitsdauer bis zum Tod beträgt etwa acht Jahre.

Bei dieser Erkrankung kommt es zur Degeneration des Stirn- und Schläfenlappens, wobei pathologische Verklumpungen von bestimmten Eiweißen, ähnlich wie bei Alzheimer, ursächlich eine Rolle spielen.

Bei der häufigsten Variante der FTD (früher *Morbus Pick*) stehen vor allem Verhaltensstörungen und Wesensänderung im Vordergrund, bei den übrigen Formen dominieren Sprachstörungen.

In der Kernspintomografie (MRT) sieht man im Stirn- und Schläfenlappen einen Schwund der Hirnmasse.

Eine kausale **Therapie** der Erkrankung gibt es bis heute nicht. Man kann versuchen, Symptome wie Aggressivität, Unruhe und Angst mit entsprechenden Medikamenten zu behandeln. Wichtig sind auch die frühzeitige Aufklärung und die Beratung der Angehörigen.

# 16 | Der Zitteraal

*Christian, August*

Der Mann hat recht: Er bebt wie ein Zitteraal. Man kann es kaum mit ansehen, besonders wenn er die Hand hebt, um irgendeine zielgerichtete Bewegung zu machen. Beim Trinken verschüttet er tatsächlich das halbe Glas, das ich ihm zur Demonstration hingehalten habe.

»Ja, Herr Zenker, ich sehe, wie beeinträchtigend das für Sie ist. Aus Ihren Unterlagen entnehme ich auch, dass Sie schon eine kleine Odyssee hinter sich haben, um die Diagnose durch zweite Meinungen bestätigt zu bekommen. Ich kann Ihnen, auch aufgrund der ausführlichen Diagnostik, die ja keinen einzigen zusätzlichen pathologischen Befund ergab, nur versichern, dass es sich um einen essenziellen Tremor handelt, der nicht gefährlich und, noch wichtiger, nicht lebensverkürzend ist.«

»Jibts denn janüscht, wat Se mir vaschreim oder machen könn? Irgendwat musset doch jehm. Ick hab det meen halbet Lehm jezze schon, dit wird nich besser. Bloß immer schlimmer. Meen Vadda hatte det ooch. Und meen Onkel ooch. Abba ick will der Erste sein, dem dit jelingt, det ick jeheilt werde. Herr Doktor, jlooben Se mir, ick will nich ooch noch die zweete Hälfte vom Lehm wie'n oller Zitteraal rumloofen.«

Der nette Herr Zenker aus Berlin hat seine Schiebermütze jetzt abgenommen und kratzt sich mit zitternder Hand am Kopf. Er ist mir sofort sympathisch, und ich habe natürlich Mitgefühl mit ihm: ein Mann von Anfang fünfzig, eigentlich gesund und sportlich und in den besten Jahren, den sein Zittern um ein erfülltes, normales Leben bringt – und das nur durch eine unergründliche Laune der Natur.

Beim sogenannten essenziellen oder familiären Tremor gibt es keine greifbare Ursache: Das MRT des Kopfes, die Blutwerte und die Hirnstromkurve (EEG) sind normal, und auch sonst gibt es keine messbaren krankhaften Prozesse im Körper. Sogar ein DAT-Scan ist, wie ich beim Durchblättern der Krankenakte bemerke, vor einigen Jahren schon mal gemacht worden. Das ist eine Untersuchung, bei der die Dopamintransporter im Gehirn mittels Szintigrafie dargestellt werden. Bei Morbus Parkinson zeigt der Scan eine Minderanreicherung in den Basalganglien an, beim essenziellen Tremor ist alles im Normbereich.

»Wat ick nich allet schon jemacht habe, Herr Doktor. Bei diesen DAT-Scan hab ick ja schon jehofft, det se wat finden. Aber nüscht! Allet voll normal. Und dann diese Pillen, wie hießen se noch? Betablocker. Nee, die ham nich jewirkt. Und von det andere Zeugs, det Primidon, war ick sowat von neben der Kappe. Nur müde. Ick hab jedacht, wenn ick den janzen Tach uffm Bett lieje und mich keener sieht, denn kann ick ooch gleich weiterzittern. Dit is denn ooch ejal. Abba jezze bin ick ja hier und hab jroße Hoffnung, det Se irjendwatt mit mir anstelln.«

Er zuckt mit den Schultern, rauft sich seine dunklen Locken und setzt die Kappe mit schwungvollem Zittern wieder auf.

Ich muss mir ein wenig das Schmunzeln verkneifen. So eine echte Berliner Schnauze hat man selten vor sich. Aber der Mann hat verständlicherweise einen hohen Leidensdruck.

Natürlich könnte man es jetzt noch weiter mit Medikamenten versuchen. Aber da Herr Zenker schon die beiden wirksamsten Medikamente bekommen und eines davon nicht vertragen hat, wäre nur noch eine Dosissteigerung des Betablockers möglich. Aber davon würden höchstwahrscheinlich nur die Nebenwirkungen zunehmen.

»Herr Zenker, ich werde Sie trotz der gesamten Unterlagen, die Sie mitgebracht haben, auf jeden Fall erst einmal neurologisch untersuchen. Ziehen Sie einmal die Hose und das Hemd aus und legen Sie sich bitte kurz auf die Liege!«

»Keen Problem. Hauptsache, Sie machen irjendwatt. Ick muss ooch saaren, det ick in letzta Zeit öfta ma een, zwee Bierchen mehr jezischt hab. Weil dit der eenzije Moment is, wo ick nich so am Rumhampeln bin. Nee, ick weeß, dit is keene Lösung, dit wollten Se jezze bestimmt saaren, Herr Doktor. Abba ick bin ja sowieso die janze Zeit alleen zu Hause. Det Lehm macht so irjendwie keen Spaß mehr.« Er schaut sehr betrübt auf seine zitternden Hände.

Bei der Untersuchung finde ich außer dem Tremor nichts Auffälliges. Bei der Halteübung, bei der ich den Patienten bitte, die Arme im Sitzen nach vorn gestreckt zu halten, ist das Zittern am stärksten zu sehen.

»Außer dem Zittern habe ich keinen einzigen krankhaften Befund gesehen.« Ich lege meinen Reflexhammer, die Lampe und das Holzstäbchen wieder auf den Beistellwagen. »Ich merke, dass der Leidensdruck bei Ihnen offenbar immer größer wird, je länger Sie dieses Zittern haben. Und es ist wahrscheinlich schlimmer geworden im Laufe der Zeit, oder?«

Herr Zenker nickt.

»Dass Sie da schon mal ein Bierchen trinken, kann ich auch irgendwie verstehen. Ist ja auch bekannt, dass das Zittern bei einigen Betroffenen schon nach einer geringen Menge Alkohol sofort nachlässt. Aber, wie Sie selbst schon sagen: Das ist keine Lösung. Und da die Medikamente nicht geholfen haben, würde ich Ihnen die *Tiefe Hirnstimulation* empfehlen. Bei Ihrem starken Zittern besteht da eine ganz klare Indikation mit guter Aussicht auf Besserung. Haben Sie schon mal etwas davon gehört?«, frage ich, während er sich grobschlägig zitternd wieder anzieht.

»Nee. Is dit 'n Wundermittel?«, ächzt Herr Zenker und schiebt mit viel Mühe den Hosenknopf durchs Knopfloch.

»Ein Mittel ist es nicht. Es ist eher ein neurochirurgischer Eingriff. Dabei werden winzige Elektroden ins Gehirn geschoben und genau dort platziert, wo die unbewusste Steuerung willkürlicher Bewegungen sitzt, nämlich im Thalamus. Dort entsteht auch vermutlich die Überaktivität Ihrer Muskulatur, also das Zittern.

Ein Impulsgeber, der über hauchfeine Kabel mit den Elektroden verbunden ist, wird beim Schlüsselbein unter die Haut implantiert und gibt dann genau dosierte Impulse an den Thalamus ab. Das müssen Sie sich so ähnlich vorstellen wie einen Herzschrittmacher. Der Eingriff ist hoch kompliziert und dauert bis zu sechs Stunden. Am Anfang der Operation bekommen Sie noch alles mit. Es ist nämlich ein sogenannter stereotaktischer Eingriff, bei dem zunächst schwache Testimpulse auf die entsprechende Hirnregion gegeben werden, und Sie als Patient geben dem Chirurgen Rückmeldung. Und man sieht dann auch sofort, ob das Zittern nachlässt. Das klingt gruselig, diese Gehirnoperation bei vollem Bewusstsein, aber das Gehirn selbst ist schmerzunempfindlich, und die Stelle am Schädel, wo der Operateur das kleine Loch bohrt, wird ausreichend lokal betäubt. Ist der richtige Elektrodenplatz gefunden, bekommen Sie dann eine Vollnarkose, während der die Kabel und der Impulsgeber unter der Haut verlegt werden«, schließe ich meine Ausführungen ab.

»Neee, jezze bin ick aba platt! So wat jibtet? Da bin ick sofort dabei! Ick werd der Erste inne Familie sein, dem dit jelingt, den Zitteraal zu besiejen! Wann jehts los?« Herr Zenker ist ganz aus dem Häuschen, und seine Arme zittern stärker als je zuvor.

»Ich kümmere mich um einen Termin in einer nahe gelegenen Klinik. In Deutschland gibt es inzwischen in fast jeder Großstadt ein Zentrum, das die Tiefe Hirnstimulation durchführt.« Ich suche im PC die Nummer der mit der Praxis kooperierenden neurochirurgischen Klinik heraus und telefoniere eine Weile, bis ein Termin ausgemacht ist. Als ich Herrn Zenker die Überweisung in die Hand drücke, schaut er mich mit einem schiefen Grinsen an. »Det jloob ick nich, det ick dit erlebe. Vielen Dank, Doktor. Und danach komm ick ja wieder her, und denn wer'n Se sehn.«

Fünf Monate später sitzt ein quietschvergnügter Mann vor mir. Herr Zenker hat die Operation gut überstanden; das Ergebnis war am Anfang befriedigend, aber ausbaufähig. Die Spezialabteilung der Klinik hat die Programmierung des Impulsgebers immer wieder nachjustiert, bis man die optimale Feinabstimmung erreicht hatte.

»Det jlooben Se jezze nich, Doktor. Den Tach, als ick inne Klinik kam, war da noch ne andere Patientin zum Opariern jekommen. Auch so 'n Zitteraal wie icke. Wenn det ma keen Zufall war: Die kam ooch aus Balin! Meike! Un wat ham wir sofort jemacht? Klar, Handynumman ausjetauscht. Bei ihr hattet jenausojut jeklappt wie bei mir, und jezze kommts: Nu jehn wa manchma jemeinsam zappeln, inne Disco!« Herr Zenker schlägt sich lachend auf die Oberschenkel. Er strahlt über das ganze Gesicht. Seine Hände bleiben dabei ruhig in seinem Schoß liegen, da, wo er sie abgelegt hat. Zur Feier des Tages habe ich einen Kaffee für uns beide bringen lassen, den wir jetzt gemeinsam trinken, ohne dass Herr Zenker auch nur ein bisschen davon verschüttet. Grinsend sagt er zu mir: »Nächstet Mal können Se den Pott aba randvoll machen. Ick klecker nich mehr rum.« Lachend antworte ich: »Nächstes Mal? Was wollen Sie denn noch hier? Sie sind gesund.« Schöner kann man sich nicht von einem Patienten verabschieden.

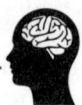 TREMOR

Unter TREMOR versteht man ein unwillkürliches rhythmisches Muskelzittern. Meistens sind die Hände betroffen.

Es gibt eine Reihe verschiedener TREMORARTEN.

Den harmlosen **physiologischen** Tremor kennt jeder. Er kann zum Beispiel durch Aufregung oder zu viel Kaffee hervorgerufen werden.

Der **essenzielle** Tremor ist die häufigste pathologische Tremorform. Er betrifft meist symmetrisch beide Hände und tritt vor allem beim Halten von Gegenständen auf. Nicht selten kann es auch zu einem Kopfzittern kommen.

Die eigentliche Ursache ist noch unbekannt. Aufgrund der häufigen erblichen Komponente wird er auch »**familiärer Tremor**« genannt. Geringe Alkoholzufuhr kann das Zittern bessern, Aufregung und Anspannung verschlechtern es.

Die Behandlung erfolgt bevorzugt mit Betablockern (Propranolol) oder einem Barbiturat (Primidon).

Bei starker Beeinträchtigung und Unwirksamkeit der Medikamente kann alternativ die Tiefe Hirnstimulation eingesetzt werden.

Der **TREMOR BEI PARKINSON** tritt typischerweise in Ruhe auf.

Hierbei finden sich dann zusätzlich Bewegungsarmut, Muskelsteifigkeit und Haltungsinstabilität. Näheres hierzu in der Infobox zu Kapitel 28.

# 17 | Herr Daume ist down

*Christian, August*

Der gepflegte Industriemechaniker, Anfang fünfzig, schüttelt mir freundlich lächelnd die Hand.

»Freut mich, Herr Doktor.«

»Nehmen Sie Platz, Herr Daume. Was kann ich denn für Sie tun?«

»Tja, das ist schwer zu sagen. Ich fühle mich einfach überhaupt nicht mehr leistungsfähig seit ein paar Wochen. Hab irgendwie zu nichts Lust, und innerlich ist alles so leer. Ich kanns mir nicht erklären. Ich habe auch ziemlich abgenommen. Ich rauche nicht, trinke wenig Alkohol, esse gesund. Obwohl, so richtigen Appetit habe ich im Moment nicht, warum auch immer. Ja, das ist es eigentlich auch schon. Aber ich dachte, trotzdem genug, um mich einmal vorzustellen, weil ich so was nicht kenne von mir. Bei der Hausärztin war ich auch schon. Sie hat einen gründlichen Check-up gemacht. Ein Blutwert steht noch aus, aber EKG, Ultraschall des Unterbauches und sämtliche anderen gemessenen Werte waren in Ordnung.«

»Verstehe. Gut, dass die Hausärztin auch an eine seelische Ursache Ihrer Beschwerden gedacht hat. Ich denke, es könnte sich tatsächlich um eine depressive Episode handeln.«

»Ja? Herr Doktor, ich kann es mir aber überhaupt nicht erklären, warum ich mich so fühle ... das hatte noch keiner in meiner Familie.«

»Also, dann haben Sie auf jeden Fall keine familiäre Vorbelastung. Haben Sie denn in letzter Zeit schon einmal so ein Gefühl von Wertlosigkeit, Schuld oder Hoffnungslosigkeit in sich gehabt? So als ob alles keinen Sinn hätte, was Sie tun?«

»Um ehrlich zu sein: ja. Meine Frau sagt auch, dass ich mich eigentlich schon seit längerer Zeit verändert habe. Dass ich mich nicht mehr so richtig an Gesprächen beteilige und dass ich so eine Spaßbremse geworden bin.« Er zuckt mit den Schultern. »Ich kanns aber nun mal nicht ändern.«

»Nein, Herr Daume, das können Sie auch nicht. Ich würde Ihnen gern für einige Zeit einmal ein Antidepressivum verordnen. Wir schauen, ob das Medikament wirkt, und dann sehen wir weiter, ja? Am besten, Sie kommen in zwei Wochen nochmal in die Praxis.« Ich sehe ihn aufmunternd an, und er erwidert mein Lächeln.

»Ja, ach, das wird schon wieder, denke ich auch. Also auf Wiedersehen in zwei Wochen.«

»Auf Wiedersehen, Herr Daume.« Ich drücke ihm noch mal fest die Hand.

Hoffentlich ist das nur eine vorübergehende Episode, denke ich. Wobei ... Manchmal kündigt sich eine schwere Depression genau so an.

Ich hoffe sehr für Herrn Daume, dass es nicht so ist, und gehe zum nächsten Patienten, der einen Raum weiter schon auf eine Nervenmessung wartet.

# 18 | Ameisenrennen
*Nicole, August*

Der ältere Herr, der heute, an diesem heißen Nachmittag, vor mir sitzt, macht einen sehr rustikalen Eindruck. Die Ärmel seines karierten Hemdes hat er hochgekrempelt, und mit seiner derben braunen Leinenhose und dem Strohhut, den er gerade abgenommen hat, sieht er aus wie ein Bauer oder ein Winzer. Seine Arme sind tiefbraun, und sein sonnengegerbtes Gesicht ist von vielen Falten durchzogen. Dennoch wirkt es durch die aufmerksamen, interessierten Augen, mit denen er mich freundlich mustert, noch jung und lebendig.

»Haben Sie aber sehr scheene Praxis, Frau Doktor!«

»Ja? Gefällt es Ihnen hier? Das freut mich.«

»Hab ich mir Arztpraxis vorgestellt gaanz anders! Haben Sie scheene Bilder mit Landschaft, Boden von die Holzdielen und die scheene alte Mejbel. Das ich mag seehr. Wissen Sie, ich war nie in Arztpraxis gewesen, bis hejte!«

»Wirklich? In Ihrem ganzen Leben noch nicht? Das habe ich wiederum noch nie erlebt!« Nach einem kurzen Blick in seine Karteikarte sehe ich, dass der Mann 78 Jahre alt ist und sich wegen eines Kribbelns in den Füßen angemeldet hat. »Herr Palorsky, Sie nehmen mich doch auf den Arm!«, lache ich.

»Nej! Ist wirklich wahr! Gab es in mejn ganzes Leben kejne Grund nicht, zu besuchen eine Arzt. Mag sein, mein Mitterchen damals in Masuren ist gegangen mit mir zu Arzt, wann ich war krank, aber ich mich nicht daran erinnere.«

»Das ist ja absolut ungewöhnlich! Aber wunderbar! Dann erzählen Sie mal, was Sie nun *doch* zu uns gebracht hat.«

»Habe ich seit halbe Jahr ungefähr so komisches Gefiehl von Pelz unter die Fieße. Manchmal, wenn ich laufe barfuß, ich muss schauen, ob ich getreten bin auf Pappkarton oder Krimmelchen, aber ist dann nichts da. Fiehlt sich eben nur an so, Frau Doktor. Glaube ich, dass ich bin mehr wackelig geworden auf Beinen, weil nicht so genau spiehre, wo ich trete hin. Einmal ich bin schon tiechtig gestolpert und fast mit Kopf gegen Hühnerstall gekracht! Joi! Und diese Wettrennen von die Ameisen! Jede Abend solches Brennen auf Unterbeine und Solle von Fuß! Nicht lustig. Deshalb ich bin hier. Und weil gesagt hat meine Frau: Walterchen, wird jetzt hächste Zeit, dass du gehst zu Doktor.«

Ich finde seine Erzählung mit diesem ostpreußischen Akzent so sympathisch, und er macht einen so netten und bodenständigen Eindruck, dass ich ihm am liebsten noch stundenlang zuhören würde.

»Sie sagen, dass Sie da nur noch ganz wenig spüren unter den Füßen, Herr Palorsky? Ich werde das einmal testen. Würden Sie sich die Schuhe ausziehen und auf die Liege legen?«

Als Herr Palorsky sich seiner Sandalen entledigt und hingelegt hat, untersuche ich zunächst die Sensibilität an beiden Beinen mit einem Nadelrad und einem kleinen Pinsel. Das Empfinden ist insgesamt abgeschwächt. Dann bitte ich ihn, sich auf die Liege zu setzen und die Beine baumeln zu lassen. Beim Beklopfen der Sehne stelle ich fest, dass der Achillessehnenreflex nicht auslösbar ist. Zum Schluss nehme ich die Stimmgabel und prüfe die Tiefensensibilität. Ich schlage mit der Hand gegen die Zinken der Gabel und setze sie mit dem Griff auf den Innenknöchel seines Fußes.

»Spüren Sie die Vibration?«

»Ich nicht spüre gar nicht, nej.«

Also wenn er diese starke Vibration überhaupt nicht spürt, denke ich, dann ist das, gemeinsam mit dem fehlenden Achillessehnenreflex und der insgesamt abgeschwächten Sensibilität, fast schon der Beweis für eine Polyneuropathie. Das ist eine Erkrankung der peripheren Nervenfasern, bei der die Reizweiterleitung gestört ist. Als Ursache dafür kommen viele Dinge infrage, aber die häufigsten sind, wie schon erwähnt, Alkoholkonsum und Diabetes.

»Herr Palorsky, ich vermute bei Ihnen eine Krankheit der Nervenfasern. Man nennt sie Polyneuropathie.«

»Oij! Ist schlimmes Krankheit?«, fragt er betrübt.

»Na ja: Wenn Sie noch weiter fortschreitet und Sie dann immer weniger Gefühl unter den Füßen haben und häufiger stolpern und fallen, dann schon! Und außerdem müssen wir uns über die Ursache unterhalten, also warum es zu dieser Nervenschädigung gekommen ist. Ich werde später noch eine Messung bei Ihnen machen, um die Nervenleitgeschwindigkeit ganz genau zu bestimmen. Damit haben wir die Diagnose dann ziemlich sicher. Aber zuerst erzählen Sie mir doch einmal von Ihrem täglichen Leben. Wie sieht es aus? Trinken Sie schon mal ein Bierchen oder mehr?«

»Bierchen, nein, Frau Doktor! Das nicht schmeckt! Meine Maria und ich, wir immer trinken eine selbst gemachte Knoblauchschnäpschen. Is sich sehr gut gegen Verkalkung. Wir setzten selber in Keller an in grroße Topf. Destille. Sie kennen?«

»Ah, selbst destillierter Schnaps? Und dann mit Knoblauchzehen darin? Der Knoblauch ist sicher gesund! Nur der Alkohol, der kann auf die Dauer nicht so gut für die kleinen Nervenenden sein«, gebe ich zu bedenken.

»Is sich nur jede Morgen zwei und jede Abend noch mal zwei bis drei, Frau Doktor, wie Medizin«, lächelt Herr Palorsky schelmisch. Und jetzt, wo ich ihm so nahe bin, bemerke ich auch die »Ilja-Rogoff-Wolke«, die ihn umgibt.

»Is sich keine Wunder, dass ich bin so alt geworden, ohne zu Arzt zu gehen. Und meine Maria auch! Sind wir immer in unsere Garten, ganze Tag frisches Luft! Bauen wir selbst unsere Gemiese und Kartoffelchen an. Machen wir aus Kirschen auch herrliche Wein! Sie missen probieren, Frau Doktor! Auch aus Erdbeeren und aus Heidelbeerchen machen wir herrliches Wein.« Er schwelgt förmlich in der Beschreibung seines hausgemachten Spirituosenladens.

»Ach, und davon trinken Sie beide auch jeden Tag ein Gläschen?«

»Nur wenig, Frau Doktorchen. Zu Mittagessen, was wir nehmen ein draußen auf Bank unter Kirschbaum. Und zu Abendessen, was wir essen auf Bank vor Hitte. Die ich habe gebaut selber. Hab ich auch gebaut Toilette, neben die Hitte. Bin froh, ich habe das gemacht. Weil ich nicht würde schaffen jede Mal bis in Wohnung. Letzte Zeit ich oft muss gehen zu Toilette, weil ich habe so große Durst und ich immer trinke«, setzt er leicht verlegen hinzu.

»Okay, das ist gut, dass Sie direkt neben der Hütte eine Toilette haben. Wie oft ist das denn so am Tag, dass Sie gehen müssen, und wie viel trinken Sie so in etwa?«

Er denkt nach und kratzt sich am Kinn. »Is sich sicher zwanzigmal letzte Zeit. Trinke ich auch viel viiel Wasser, oft nach der Kirschwein.«

»Zwanzigmal am Tag? Das ist aber sehr häufig. Sagen Sie, Herr Palorsky, fühlen Sie sich in letzter Zeit manchmal etwas müde oder schlapp? Haben Sie an Gewicht verloren?«

»Weiß nicht genau. Hab ich keine Waage. Kännt sein. Und miede? Miede ich bin oft. Leg ich mich nach Essen immer unter Kirschbäumchen in Schatten. Maria sagt: ›Walterchen, was schlejfst du dann heit schon wieder so lang?‹«

Die gebräunte Haut und das kernige Auftreten von Herrn Palorsky haben wohl über so einiges hinweggetäuscht. Ich muss nun zuerst einmal seinen Blutzucker bestimmen, dann werde ich mich um weitere Maßnahmen zur Bestätigung der Polyneuropathie kümmern.

»Anja, können Sie bitte bei Herrn Palorsky mal einen Blutzuckerschnelltest zur groben Orientierung machen?«

Nach fünf Minuten steht fest: Der Blutzucker liegt bei vierhundert Milligramm pro Deziliter!

»Der Blutzuckerwert ist viel zu hoch, auch wenn es schon Nachmittag ist und wir mit einkalkulieren, dass Sie schon gefrühstückt und zu Mittag gegessen haben, Herr Palorsky. Da darf der Wert schon mal etwas höher sein, aber auch nicht viel höher als 160. Und normalerweise sollte der Blutzucker *nüchtern* nicht höher als ungefähr 110 sein.«

Herr Palorsky schaut mich entrüstet an. »Aber *bin* ich nichtern, Frau Doktor!«

»Nein, ich meine nicht, dass Sie Alkohol getrunken haben, sondern dass man normalerweise vor einer Blutzuckermessung noch nichts gegessen haben sollte. Nur so kann man dann zuverlässig sagen, dass einem Patienten offenbar wirklich Insulin fehlt. Aber bei Ihren hohen Werten heute Nachmittag müssen wir davon ausgehen, dass Sie sicherlich einen Diabetes haben.«

»Fehlt mir nix. Hab ich doch nur Kribbelgefiehl in Beinen«, sagt Herr Palorsky mit einem Anflug von Panik in der Stimme.

»Sie müssen sich auch keine allzu großen Sorgen machen. Jetzt haben wir doch schon das Wichtigste erkannt und können Ihnen gut helfen, Herr Palorsky.«

»Und was ich habe?«

»Sie haben einen sehr hohen Blutzuckerwert. Das kommt daher, dass Sie wahrscheinlich zu wenig Insulin in Ihrer Bauchspeicheldrüse herstellen, okay? Das Insulin holt normalerweise den Zucker aus Ihrer Blutbahn und bringt ihn zu den Körperzellen. Und wenn es das nicht mehr tut, weil eben zu wenig oder gar kein Insulin da ist, dann wird der Zucker einfach so über die Nieren ausgeschieden und zieht noch ganz viel Wasser mit sich raus aus dem Körper. Davon bekommen Sie immer mehr Durst. Außerdem werden Sie immer schlapper und müder, weil ja kein Zucker mehr in den Körperzellen ankommt. So weit klar?«

»Ja, ist klar. Und was hat zu tun das mit Ameisen, die rennen auf meine Unterbeine?«

»Also wenn da ständig zu viel Zucker im Blut herumschwimmt, wird er bei der Durchblutung auch immer mit dorthin genommen, wo die Organe und auch die Nerven schon auf frisches Blut warten. Auch Nervenenden werden nämlich mit Blut versorgt. Wenn nun aber immer ein ›verzuckertes Blut‹ sie umströmt, kommt es zu einer Störung im Stoffwechsel der Nerven. Sie leiten dann Reize nicht mehr gut weiter. Und das kann sich dann so äußern, wie Sie es beschrieben haben: Kribbeln und Taubheitsgefühl. Der Alkohol, von dem Sie ja auch einiges trinken, wirkt so ähnlich schädigend auf die Nervenzellen. Die Nerven an den Füßen sind dann meistens die ersten, die betroffen sind.«

»Oh, nein, ist sicher schlimm? Geht wieder weg? Was ich kann tun?« Jetzt ist Herr Palorsky richtig verzweifelt.

»Sie können eine ganze Menge tun, lieber Herr Palorsky. Sie müssen auch nicht verzweifelt sein. Mit Ihrer Mitarbeit bekommen wir das gemeinsam wieder hin. Sie müssten dann allerdings noch eine weitere Praxis besuchen. Nämlich die von unserem internistischen Kollegen Thilo Kurz. Die ist aber auch sehr schön! Er hat sogar ein Aquarium im Wartezimmer. Dort wird man Sie ganz genau wegen Ihres Diabetes untersuchen und Sie mit den nötigen Medikamenten versorgen. Wenn Sie dann auch noch die Ratschläge befolgen, die Ihnen Doktor Kurz sicherlich geben wird, dann können Sie schon bald wieder einen normalen Blutzuckerwert haben, und auch das Ameisenrennen wird vielleicht bald nicht mehr auf Ihren Unterschenkeln stattfinden.«

»Wollt ich eigentlich nie zu Arzt gehen. Jetzt ich muss gleich gehen zu zwei Ärzten. Was wird Ratschlag sein, den will Doktor mir geben?«

»Er wird Ihnen ganz sicher raten, auf Ihre Ernährung zu achten. Süße Weine und Schnäpse sind nicht so gut, wenn man Diabetes hat. Außerdem kann es helfen, sein Gewicht zu reduzieren. Das trifft für Sie ja nicht zu. Aber Bewegung ist der Schlüssel zu allem. Sie könnten doch mit Ihrer Frau auch einmal gemeinsam wandern gehen. Wenn Ihre Maria noch genauso fit ist, wie Sie es eigentlich sind, dann macht sie das bestimmt gern mit. Ihr Gemüsegarten gibt bestimmt so einiges für eine gute Ernährung her. Aus dem Obst muss ja nicht unbedingt Wein gemacht werden, und vom frischen Obst dürfen Sie dann manchmal auch ein wenig essen. Und den Knoblauch, den holen Sie einfach aus dem Schnaps heraus und verarbeiten ihn zu Zazikiquark. Was halten Sie davon?«

Herr Palorsky tut mir wirklich leid, und ich hoffe, dass ihn all die schlechten Neuigkeiten nicht zu sehr deprimieren. Da geht er nun einmal im Leben zum Arzt und bekommt direkt solche Diagnosen verpasst und derart einschneidende Veränderungen seines Lebensstils vorgeschlagen.

»Nu! Mach ich, was Sie mir vorschlagen, Frau Doktor. Hauptsache, kann ich noch in meine Garten mit mein Mariellchen sein! Kännten wir ja auch ummes Kleingartenanlage rumwandern. Und Obst und Gemiese essen. Und wenn ist besser, auch kejne Weinchen und Schnäpschen mehr trinken. Will ich bloß nicht mehr haben die Rennen von Ameisen auf meine Unterbeine.«

»Und das kann ich Ihnen fast schon versprechen, lieber Herr Palorsky, wenn erst mal der Zucker unter Kontrolle ist. Und wenn Sie dann bei Doktor Kurz waren, kommen Sie gern halbjährlich einmal hier vorbei, dann messe ich die Nerven durch, und wir schauen, ob sich etwas verbessert hat, okay?«

»Nu, aber nur, weil sind *Sie* es, Frau Doktor, und weil sich ist so scheene Praxis!« Er lächelt schelmisch, setzt seinen Strohhut wieder auf und tippt zum Abschied noch einmal an den Rand der Krempe. Genauso wie zu seinem Blut kann ich auch zu diesem Mann und seiner Mundart nur eines sagen: süß.

# 19 | Herr Daume II: Verschlechterung

*Christian, September*

Zwei Wochen nach seinem ersten Termin macht Herr Daume einen deutlich veränderten Eindruck. Er hat kein Lächeln mehr im Gesicht, und bei der Begrüßung wirkt er auffallend wenig dynamisch.

»Das Medikament hat Ihnen nicht viel gebracht, wie ich sehe?«

»Nein, Herr Doktor, mir geht es überhaupt nicht besser, ich bin immer nur müde und erschöpft.«

Dann werde ich jetzt noch einmal nachjustieren und zunächst die Dosis des Antidepressivums erhöhen. Es kommt häufiger vor, dass nach der Erstdiagnose Depression zunächst das geeignete Medikament in der richtigen Dosierung gefunden werden muss.

»Herr Daume, zuerst werden wir mal die Dosis steigern und später, falls das auch nicht hilft, eventuell auf ein anderes Antidepressivum umstellen. Wir sollten dann auch mal über eine begleitende psychotherapeutische Behandlung sprechen. Aber jetzt versuchen Sie es für die nächsten drei Wochen erst mal mit einer Dosissteigerung«, sage ich und reiche ihm das Rezept über den Tisch. Langsam, fast schon apathisch hebt er seinen Arm und nimmt es entgegen.

»Danke, Herr Doktor. Wie kann das nur sein? Alles fühlt sich so stumpf an. Ich kann auch gar nicht mehr weinen. Früher habe ich öfter schon mal ein Tränchen verdrückt, wissen Sie? Bei so rührseligen Filmen oder so. Jetzt habe ich so ein Gefühl, als ob ich gar nix mehr fühlen würde.«

»Geben Sie jetzt nicht die Hoffnung auf. Es kann sein, dass dieses Medikament in der Dosierung genau das Richtige ist und es Ihnen schon nach einer Woche wieder wesentlich besser geht. In drei Wochen sehen wir uns wieder, ja? Ich drücke Ihnen die Daumen.«

»Ja, danke für Ihre Mühe. Bis in drei Wochen. Ach übrigens, meine Frau hat ja den Urlaub auf Mallorca für uns gebucht. Vielleicht gehts mir danach ja besser«, seufzt er mit ausdruckslosem Gesicht.

Die Art, wie er aufsteht und das Sprechzimmer verlässt, passt zum üblichen Bild eines deutlich depressiven Menschen: gebeugt, verlangsamt, angespannt, aber auch gleichzeitig irgendwie teilnahmslos. Wenn man so viele depressive Menschen in seiner nervenärztlichen Laufbahn erlebt hat wie wir, kann man die Erkrankung oft schon aufgrund der körperlichen Ausdrucksform diagnostizieren.

»So ein Mist, das wird in nächster Zeit nicht gut werden«, denke ich und hebe dann das klingelnde Telefon ab.

»Herr Doktor, der Kollege Kurz für Sie«, höre ich Anja sagen.

»Ja, gut, bitte verbinden Sie uns.«

# 20 | Neben dem Verstand

*Christian, September*

»Hallo Thilo, schön dich zu hören, was gibts denn?«, begrüße ich meinen internistischen Kollegen und Freund Thilo Kurz am Telefon.

»Ganz meinerseits, Christian. Du, ich habe dir gerade einen Patienten geschickt, der irgendwie seltsam ist. Er war schon an der Anmeldung auffällig. Er schaute immer hinter sich und wirkte unglaublich angespannt. Als ich ihm den Blutdruck messen wollte, zog er den Arm ganz hektisch weg und kriegte einen ängstlichen Gesichtsausdruck. Ich fragte ihn, ob er vielleicht erst mal mit meinem neurologischen Kollegen reden möchte. Wahrscheinlich ist er bei euch schon angekommen, ist ja nicht weit.«

»Okay, ich schaue ihn mir an.« Noch bevor ich aufgelegt habe, höre ich Frau Gerber und Anja, die sich in der Anmeldung unterhalten.

»Hallo? Wo sind Sie denn jetzt? Hallo? Komisch, gerade stand doch hier noch der Patient, den Dr. Kurz geschickt hat. Hä? Wo ist der denn? Verstehe ich nicht ... Ist er zur Toilette gegangen?«

Ich gehe um die Ecke zur Anmeldung und sehe die beiden Frauen ratlos um sich schauen. Dann erhebt Frau Gerber sich plötzlich von ihrem Stuhl, beugt sich vor und schaut über die Theke nach unten. »Ach, da sind Sie ja. Was machen Sie denn da unten?«

Ich gehe um die Theke herum und sehe einen schmalen Mann in einem Trenchcoat, der direkt vor der Anmeldung liegt und beide Augen fest geschlossen hat. »Hallo, stehen Sie doch bitte mal auf, Sie können hier nicht so herumliegen«, sagt Frau Gerber in recht energischem Ton, aber ich mache ihr mit einem beschwichtigenden Handzeichen klar, dass ich mich kümmern werde.

»Herr ... wie ist denn eigentlich Ihr Name? Mein Kollege hat Sie schon angekündigt, aber Ihren Namen weiß ich noch nicht. Hallo, machen Sie doch mal die Augen auf.«

Der Mann öffnet vorsichtig erst ein Auge und dann auch das andere.

»Lassen Sie mich!«, kommt es röchelnd zwischen seinen zusammengepressten Lippen hervor. Er schwitzt stark, und sein Gesicht ist gerötet.

Ich reiche ihm die Hand. Mit zitternden Fingern greift der Mann zu und lässt sich aufhelfen.

»Möchten Sie mit mir in mein Sprechzimmer kommen?«, frage ich ihn. Und füge in der Hoffnung, dass er es schafft, mir zu folgen, noch hinzu: »Da sind wir unter uns.« Und siehe: Der Patient setzt sich langsam in Bewegung, streicht seinen Mantel glatt und wischt sich die verschwitzten Haare aus der Stirn. Als er im Zimmer angekommen ist, steuert er sofort den Stuhl in der Ecke an und setzt sich hin, den Mantelkragen immer noch hochgeklappt.

»Möchten Sie den Mantel anbehalten? Ich meine, es ist doch ganz schön warm ...«

»Ja, anlassen«, stößt er hervor. Er steht wieder auf und läuft aufgeregt im Sprechzimmer herum. Alles an ihm wirkt extrem angespannt und ängstlich.

»Herr ... Wie heißen Sie denn? Ich habe noch keine Unterlagen von Ihnen.«

»Klischewsky. Andreas Klischewsky. Geboren 17.10.1968. Ich bin schon seit zehn Jahren bei Doktor Müller im Nachbarort in Behandlung. Da, wo ich wohne. Der ist für vier Wochen im Urlaub. Hab keine Risperdal mehr.«

»Okay, das ist aber gut, dass Sie das sagen, Herr Klischewsky, wir vertreten den Kollegen nämlich für diese Zeit. Ah, ich verstehe, Sie haben es nicht geschafft, sich rechtzeitig Ihr Antipsychotikum zu holen? Und sind dann zu Doktor Kurz gegangen, weil Sie nicht wussten, dass wir Doktor Müller vertreten? Seit wann geht es Ihnen denn so schlecht?«

Herr Klischewsky wirkt sichtlich zerfahren und kann sich kaum auf die Fragen konzentrieren. Sein Mantel ist verknittert und schmutzig, und der Mann verströmt einen beißenden Schweißgeruch, vermischt mit abgestandenem Rauch. Immer wieder schaut er mich ratlos und dann wieder fast panisch an. Dank meiner Erfahrung kann ich mir erschließen, dass er tausend unzusammenhängende Gedanken und wahrscheinlich auch Stimmen in seinem Kopf hat. Das können einzelne Stimmen sein, aber manchmal hören diese Patienten auch Dialoge mehrerer Stimmen, die sich meist darum drehen, dem Betroffenen Vorwürfe zu machen, ihn zu beschuldigen, zu bedrohen oder zu verhöhnen. Da ist eine Kontaktaufnahme fast unmöglich. Ich muss versuchen, ihn erst einmal mit ruhigen Worten zu erreichen und seine Erregung herunterzufahren. Der Psychiater nennt das »*talking down*«.

Zuerst möchte ich herausfinden, seit wann der Patient sein Antipsychotikum nicht mehr eingenommen hat. Dafür spreche ich jetzt langsam und beruhigend auf ihn ein. »Herr Klischewsky, möchten Sie sich vielleicht wieder hinsetzen? Ich gebe Ihnen erst einmal ein Glas Wasser, okay?«

Ich reiche ihm das Glas, und Herr Klischewsky stürzt es in einem Zug herunter. Dabei setzt er sich zögernd wieder hin.

»Kann ich hier rauchen?« Er tastet mit seinen zitternden, deutlich nikotinverfärbten Fingern in der Manteltasche nach Zigaretten. Ich schüttle bedauernd den Kopf.

»Ach, Mensch. Ist doch alles nicht möglich! Vor meiner Wohnungstür höre ich die. Ich kann keine Sachen holen ... Reden ja ständig über mich. Auch im Supermarkt, die an der Kasse. Hab schon lange nichts mehr eingekauft ... Der Kühlschrank ist leer. Geld habe ich auch nicht mehr. Die klauen mir alles weg, sobald ich aus der Wohnung gehe. Ich kann nicht zur Bank. Meine Zigaretten sind fast alle. Ich muss noch ... nee, ich rufe jetzt die Polizei!«

Wieder bilden sich Schweißperlen auf seiner Stirn.

»Herr Klischewsky, das ist nicht nötig. Hier bei uns sind Sie in Sicherheit. Wissen Sie ungefähr, wann Sie die letzte Tablette eingenommen haben?«

»Nee, weiß nicht wann. Die wirken sowieso nicht gut. Habe keine mehr. Ich brauch die auch nicht mehr!«

Herr Klischewsky leidet wahrscheinlich unter Schizophrenie mit akustischen Halluzinationen und paranoiden Gedanken und erleidet gerade einen psychotischen Schub. Das Wort Paranoia stammt aus dem Altgriechischen und setzt sich aus den Wörtern »para« = neben und »noia« = Verstand zusammen. Schizophrenie aus »schizo« = gespalten und »phren« = Geist, Seele, Zwerchfell. Im antiken Griechenland hielt man das Zwerchfell für den Sitz der Seele, daher wurde es gleichbedeutend benutzt.

Paranoide Schizophrenie bedeutet also »neben dem Verstand« und »gespaltene Seele«.

Der Patient wird in diesem Stadium jegliche Einsicht in sein Kranksein verweigern und wäre typischerweise unkorrigierbar in seinen Wahnvorstellungen. Für ihn sind diese Stimmen Realität, und sie überlagern sein geordnetes Denken. Es wird also nicht viel nützen zu versuchen, ihn argumentativ und logisch vom Gegenteil zu überzeugen. Dadurch dass er schon einige Zeit keine Medikamente genommen hat, ist er seinen Wahnvorstellungen komplett ausgeliefert, und sie beherrschen ihn.

»Ich mache Ihnen einen Vorschlag. Ich würde Ihnen gern jetzt gleich schon etwas zur Beruhigung geben. So geht es im Moment ja nicht weiter. Das müssen wir als Erstes einmal ändern, okay? Und dann kommen Sie morgen wieder, und wir besprechen, wie wir weiter vorgehen. Ich werde Sie dann wieder auf Risperdal einstellen. Davon werden Sie dann insgesamt entspannter.«

Die Patientencompliance ist einer der wichtigsten Punkte in der Behandlung von Psychosen, das heißt: Es ist wichtig, dass der Patient dem Arzt vertraut und sich verstanden fühlt. Nur dann wird er dabei mithelfen, eine Verbesserung zu erreichen.

Die akute Situation jetzt ist nicht unproblematisch und kann leicht kippen. Wenn Herr Klischewsky sich jetzt nicht ernst genommen und verstanden fühlt, könnte er denken, dass ich mit den vermeintlich böswilligen Menschen, die er überall vermutet, unter einer Decke stecke. Er könnte, bedingt durch seine wahnhafte Angst, sogar aggressiv werden und jeden weiteren Arztkontakt verweigern. Ich sehe, wie er sich schon wieder in alle Richtungen umsieht und die Zähne fest aufeinanderbeißt.

»Schauen Sie, wir können es doch einfach probieren, ja? Ich gebe Ihnen jetzt eine Beruhigungsspritze, und dann geht es Ihnen gleich besser. Oder sollen wir jemanden benachrichtigen, der Sie abholen könnte? Oder möchten Sie lieber ins Krankenhaus?«

»Auf gar keinen Fall! Auch keine Spritze!«

»Aber eine Tablette würden Sie doch nehmen, oder? Da würde ich Ihnen zuerst ein Medikament gegen Ihre Angst und Anspannung geben: Tavor Expidet. Das hilft ganz schnell. Und danach das Risperdal. Das kennen Sie ja schon.«

Er stiert vor sich hin und zuckt mit den Schultern.

Ich nehme den Hörer ab und bitte Anja, die Medikamente zu bringen.

»Herr Klischewsky, nehmen Sie bitte jetzt zuerst das Tavor Expidet, das auf der Zunge schmilzt. Und danach die Tablette Risperdal, die Sie mit Wasser einnehmen.« Ich qebe ihm beides nacheinander mit einem Glas Wasser in die Hand.

Herr Klischewsky nimmt alles mit zittrigen Fingern entgegen und wartet, bis die erste Tablette sich auf der Zunge aufgelöst hat. Dann schluckt er die zweite mit einem großen Schluck Wasser hinunter.

»Jetzt bleiben Sie noch ein bisschen hier bei uns und warten, bis Sie ruhiger werden, Herr Klischewsky, gut? Und dann gehen Sie nach Hause. Ich erwarte, dass die Tabletten schnell helfen, und gebe Ihnen noch einmal je eine davon für heute Abend mit. Frau Gerber schreibt Ihnen auf einen Zettel, wie Sie sie einnehmen sollen. Morgen sehen wir uns dann hier wieder und können alles Weitere besprechen, okay?«

Er nickt und fingert wieder nach seinen Zigaretten, holt die Packung aber nur heraus und hält sie knetend in der Hand.

»Ich lasse Sie hier noch einen Moment allein sitzen, weil nebenan schon der nächste Patient auf mich wartet. Sie können dann, wenn Sie gleich merken, dass es besser geht, nach draußen gehen und dann in Ruhe rauchen. Abgemacht?«

»Ja.« Herr Klischewsky streicht sich die Haare aus dem schweißnassen Gesicht. Ich lächle ihm noch einmal aufmunternd zu und schließe die Tür. Ich bin mittlerweile mindestens genauso schweißgebadet wie der Patient und hoffe sehr, dass dieser »Eiertanz« einen guten Abschluss finden wird. In solchen Situationen bleibt auch für mich als erfahrenen Arzt immer ein Rest Unberechenbarkeit.

Wenn Herr Klischewsky seine Medikamente wieder regelmäßig einnimmt, hat er gute Aussichten, bald wieder sein altes, wenn auch eingeschränktes psychisches Gleichgewicht zu finden. Die nächsten Stunden und Tage sind entscheidend für die Frage, ob wir ihn mit ins Boot bekommen.

Tatsächlich erscheint Herr Klischewsky am nächsten Tag etwas ruhiger und geordneter in der Praxis. Er hat sogar seine Krankenversicherungskarte dabei, die er Frau Gerber zum Einlesen reicht.

»Herr Klischewsky, kommen Sie bitte direkt zu mir in Zimmer eins«, rufe ich durch die geöffnete Tür, und er kommt, leicht unbeholfen wirkend, um die Ecke.

»Nehmen Sie Platz. Geht es Ihnen schon ein wenig besser?«

»Na ja, etwas besser als gestern.« Er hat eine saubere Jacke an, und die Haare sind offenbar gewaschen. Das ist schon mal ein gutes Zeichen. Auch wenn er insgesamt noch ungepflegt und fahrig wirkt.

»Da bin ich aber froh. Und die Tabletten gestern haben Sie auch gut vertragen?«

»Ich glaube schon.«

»Dann werde ich Ihnen das Risperdal jetzt wieder verschreiben. Wenn Sie es über die nächsten drei Wochen wirklich regelmäßig einnehmen, sind wir schon einen großen Schritt weiter. Und dann ist ja auch Doktor Müller wieder da. Wenn zwischenzeitlich aber irgendwelche Probleme auftreten sollten, versprechen Sie mir, sich sofort zu melden?« Ich drucke das Rezept aus.

»Ja, mach ich. Und danke.«

»Ich danke *Ihnen*, dass Sie meinen Rat befolgt haben.« Als ich ihm das Rezept reiche, schaut er mir zumindest kurz in die Augen.

»Also, dann sehen wir uns noch einmal in zwei Wochen, bevor Sie dann wieder zu Doktor Müller gehen. Okay?«

»Ja.« Er geht erhobenen Hauptes den Gang entlang, an Frau Gerber und Anja vorbei und raus. So ähnelt er wahrscheinlich schon wieder ansatzweise dem Menschen, der er eigentlich ist – wenn er nicht »neben dem Verstand« schwebt und seine Seele gespalten ist.

# 21 | Kennen Sie Bochum?

*Nicole, September*

»Ich weiß ja, dass Sie bald Geburtstag haben, Frau Doktor. In knapp vier Wochen.«

»Ja, das stimmt. Sag mal Jens, hast du dir das etwa gemerkt? Da haben wir vor zwei Jahren, glaube ich, zuletzt drüber gesprochen.«

»Ja, und die Geburtsdaten Ihrer vier Töchter und das von Ihrem Mann haben Sie mir damals auch gesagt«, meint Jens tonlos und schaut mit einem kaum wahrnehmbaren Lächeln in seine leere rote Henkeltasse, die er mit angebeugtem Arm vor seinem Bauch hält.

Ich denke nach: tatsächlich! Bei seinem ersten Termin habe ich sehr viele Fragen zu seiner persönlichen Krankengeschichte gestellt, um ihn kennenzulernen. Danach hat er mich ebenfalls knapp um sämtliche Geburtsdaten unserer Familienmitglieder gebeten. Ich habe sie für ihn heruntergerattert, um ihm einen Gefallen zu tun – ich wusste schon, wie begierig er solche Informationen aufsog. Daten, Pläne und Zahlen waren seine Welt, so viel hatte ich zu dem Zeitpunkt schon mitbekommen. Damals hat er mich schon direkt nach der Begrüßung gefragt: »Frau Doktor, kennen Sie Bochum?«

»Nein, Jens, da war ich echt noch nie.«

»Sie können von Dortmund Hauptbahnhof zum Beispiel mit der Regionalbahn dorthin fahren. Dauert 35 Minuten.« Es folgte eine minutiöse Auflistung aller Haltestellen. Als er dann zum Straßenbahn- und Busnetz innerhalb Bochums kam, blieb mir vor Erstaunen kurz der Mund offen stehen. Er spulte einzelne Züge, Straßenbahnen und Busse mit Abfahrt und Ankunft genau ab. Dabei verdrehte er die Augen nach oben, sodass man nur noch das Weiße sah. Kurzfristig wirkte er völlig abwesend.

Jetzt frage ich ihn, ob er denn noch die Geburtsdaten meiner Töchter wisse.

»Ja, natürlich.« Ganz stolz perlt er die vier Geburtstage herunter, selbstverständlich mit dem jeweiligen Wochentag des Jahres, in dem sie geboren wurden.

»Das ist ja unglaublich, Jens! Wie machst du das nur?«

Wieder einmal, wie schon bei Ben und Tim, frage ich mich: Kann man diesen Menschen eigentlich als geistig behindert bezeichnen? Genauer ist es jedenfalls, von einer Autismus-Spektrum-Störung zu sprechen.

Diese Diagnose erhalten Kinder zunächst, wenn sie schon sehr früh auffällig sind in den Bereichen »soziale Interaktion«, »Kommunikation« oder »stereotypes Verhalten« und wenn sie eventuell noch eine Sprachentwicklungsverzögerung zeigen. Später können dann differenziertere Beurteilungen abgegeben werden, je nachdem wie sich das Kind intellektuell entwickelt. Bis vor Kurzem unterschied man noch drei Formen: frühkindlicher Autismus (bei geistig schwerer beeinträchtigten Kindern), atypischer Autismus (bei Kindern, deren Sprachentwicklungsstörung nicht so ausgeprägt ist) und Asperger-Autismus (bei Menschen mit diesem Störungsbild, die eine normale oder hohe Intelligenz und manchmal Sonderbegabungen haben).

In der Tat ist Jens ein Patient mit einer Intelligenzminderung, aber er erfüllt gleichzeitig eben verschiedene Kriterien der

Autismus-Spektrum-Störung, weshalb dieser Oberbegriff bei ihm eigentlich passender ist als »geistig behindert«.

Jens hat viel Pech in seinem Leben gehabt. Seine Eltern waren beide psychisch krank und schon sehr früh mit seiner Betreuung überfordert. Deshalb gab es im Kleinkindalter nie eine genaue Diagnostik.

Die Eltern suchten, als er elf Jahre alt war, eine Möglichkeit, ihn irgendwo adäquat unterzubringen. Man fand ein Kinderwohnheim für geistig behinderte Menschen. Jens hatte zuvor niemals Kontakt zu anderen Kindern aufgenommen und seinen Eltern, den Berichten nach, wohl nie in die Augen gesehen. Meistens hat er allein irgendwo herumgesessen, immer seinen kleinen Stoffhasen mit den langen Ohren im Arm. Das eine der beiden Ohren hat er ständig im Mund gehabt und daran gesaugt, sodass es im Laufe der Zeit durch die Feuchtigkeit immer fester und härter wurde. Mit dem Hasenohr strich er oft an den ihn umgebenden Objekten entlang, als ob er sie mit einem Fühler betasten würde.

Auch im Kinderwohnheim war der Hase sein ständiger Begleiter. Durch die bedingungslose, liebevolle Zuwendung, die verlässliche Tagesstruktur und die Unterstützung in seiner sozialen Entwicklung, die er dort bekam, gewann er Vertrauen. Manchmal konnte er den Hasen dann auch einfach in seinem Zimmer liegen lassen; später vergaß er ihn ganz. Das Kinderwohnheim war eine glückliche Wendung seines Schicksals und ermöglichte ihm, sich im Rahmen seiner Bedingungen bestmöglich zu entwickeln.

Aber als Jens gerade zwanzig geworden war, trat eine dramatische Wendung ein. Er hat wohl von seinem Vater die Psychose geerbt, die sich bei ihm in unkontrollierten Impulsausbrüchen,

Verweigerung der Körperpflege und ständigen Konflikten mit Mitbewohnern und Betreuern äußerte. Das Team im Wohnheim war überfordert.

Er verbrachte dann mindestens drei Monate in einer psychiatrischen Einrichtung, wo er, auf hohe Dosen eines Antipsychotikums eingestellt, langsam, aber sicher zu einem schwergewichtigen, apathischen Menschen wurde. Aber die behandelnden Kollegen hatten keine Wahl, was die Therapie betraf. Durch seine wilden Angst- und Aggressionsausbrüche, bei denen er brüllend Stühle durch die Gegend warf oder auch die Wände mit seinem Kot beschmierte, war er eine Gefahr für sich und andere. Man bekam diese Symptome nur in den Griff, indem man vorübergehend stärkste Psychopharmaka einsetzte – mit den genannten Nebenwirkungen.

Zum Glück war Jens ein paar Monate später einigermaßen unversehrt aus dieser schlimmen Phase herausgekommen – wohl auch, weil die wichtigen Medikamente ihre Langzeitwirkung entfalteten, er sie gut vertrug und weiterhin einnahm. Endlich hatte er die Stabilität erreicht, die es möglich machte, ihn in einer Gruppe für betreutes Wohnen vorzustellen.

Dort lebt er nun seit zehn Jahren, geht seiner Arbeit in einer Werkstatt für Menschen mit Behinderung nach und ist in der Wohngruppe ein verträglicher Mitbewohner. In seiner Freizeit studiert er Zug- und Busfahrpläne. Er ist dafür bekannt, dass er immer mit einer roten Henkeltasse unterwegs ist. Manchmal fragen ihn die Betreuer, ob er vielleicht Kaffee oder Tee haben wolle, was er aber stets höflich verneint. Die leere Tasse ist offenbar der erwachsenengerechte Ersatz für den Stoffhasen. Er hat sie einmal zu Weihnachten von seiner

Lieblingsbetreuerin geschenkt bekommen, und seitdem ist sie sein ständiger Begleiter.

»Wann hast du denn noch mal Geburtstag, Jens?«, frage ich ihn jetzt, nachdem ich das Rezept geschrieben und mich vergewissert habe, dass er keine psychotischen Tendenzen zeigt.

Er holt Luft: »Am 17.9.1987 wurde ich in Bochum geboren, das war ein Donnerstag, meine Mutter war da 38 Jahre und 59 Tage, mein Vater 40 Jahre und 127 Tage alt. Meine Mutter war genau 2 Jahre und 361 Tage älter als ihre eigene Mutter, als sie Mutter wurde. Und mein Vater war sogar 7 Jahre und 85 Tage älter ...«

»Haaalt! Lieber Jens! Ich kann dir nicht mehr folgen«, unterbreche ich ihn lachend. »Und behalten kann ich das sowieso nicht.«

»Ja, ich weiß, das kann nur ich«, sagt er mit einem schüchternen Lächeln und schaut mir für eine Zehntelsekunde in die Augen, bevor er seinen Blick wieder auf die rote Tasse richtet.

»Ich finde es super, Jens, dass du so eine Begabung hast, die ja auch nützlich ist. Du kannst nie verpassen, jemandem zum Geburtstag zu gratulieren, und du kannst, ohne in die Fahrpläne zu schauen, in ganz Bochum herumfahren!«, sage ich bei der Verabschiedung.

»Ich fahre nie in Bochum herum, und zum Geburtstag gratuliere ich auch nie. Brauch ich ja auch nicht. Bin ja behindert«, sagt er, und ich bilde mir ein, ein winziges Augenzwinkern und die Andeutung eines schelmischen Lächelns auf seinem Gesicht zu sehen.

# 22 | Tick oder Trick?

*Nicole, September*

»Wann macht Ihre Tochter das denn immer?«, frage ich die aufgeregte Mutter, die mit ihrer 14-Jährigen vor mir sitzt. Sie schaut ständig hektisch zur Seite zu ihrer Tochter, als ob gleich ein Teufelchen aus einer Kiste gesprungen käme.

»Ja ständig, Frau Doktor, immerzu!«, sprudelt es aus der Frau heraus, und im selben Moment zuckt sie zusammen, wie vom Schlag getroffen, weil ihre Tochter schreit:

»Drecksack-brrr-zingg-du-Sau!« Dabei verdreht sie dreimal ruckartig den Kopf nach rechts und springt kurz aus dem Sitz hoch.

»Da! Sehen Sie? So geht das den ganzen Tag!«

»Katharina? Kannst du mir das erklären, was da mit dir passiert?« Ich wende mich jetzt direkt an das hübsche Mädchen mit den schwarz gefärbten langen Haaren und dem Nasenring. Die Angesprochene scheint gleichgültig gegenüber dem zu sein, was sie da gerade herausgeschleudert hat, und zuckt nur mit den Schultern.

»Weiß nicht. Kommt einfach so aus mir raus. Kanns nicht steuern.«

»Aha? Das kommt einfach so? Egal ob du gerade in der Öffentlichkeit bist oder zu Hause? Und passiert es nur dann, wenn du sehr angespannt bist? Oder hast du das auch, wenn du ganz entspannt allein zu Hause bist? Was ist, wenn du mit Freunden zum Beispiel ein Eis essen gehst? Und in der Schule? Wie ist es beim Sport? Und nachts?«, insistiere ich.

Anstelle von Katharina antwortet die Mutter: »Auf jeden Fall macht sie das zu Hause den ganzen Tag! Es macht mich fertig.«

»Das mach ich aber auch sonst überall, Mama! Ich kann das überhaupt nicht unterdrücken, erst recht nicht, wenn ich mich drauf konzentrie ... Drecksack-brrr-zingg-du Sau!«, schreit es erneut aus ihr heraus.

»Hm, und hattest du früher schon mal irgendetwas in der Art? So einen Tic vielleicht? Wo du die Augen immer zusammenkneifen oder mit einem Mundwinkel zucken musstest? Oder wo du die Schultern ruckartig bewegt hast?«

»Nö, so was kenne ich nicht. Wieso? Müsste ich?«

Ich verneine und denke nach. Katharina hat offenbar wenig Leidensdruck. Ich muss erst mal noch mehr herausfinden.

»Frau Keller, hatte jemand aus Ihrer Familie irgendwann einmal eine Tic-Störung?«

»Nein!«

»Und wann ist das bei Katharina zum ersten Mal aufgetreten?«

Frau Keller schaut ängstlich auf Katharina, in Erwartung eines erneuten Ausbruches. Sie wirkt vollkommen erschöpft und kaum in der Lage, einen klaren Gedanken zu fassen. »Ich kann mich nicht erinnern, vielleicht vor vier Wochen ungefähr.«

»Drecksack-brr-zingg-du-Sau!«, brüllt Katharina dazwischen.

Frau Keller schaut mich wie erstarrt an. »Frau Doktor, was ist das? Geht das jemals wieder weg? Bitte, helfen Sie meiner Tochter!«

Es hat also keine Tic-Störung in der Vorgeschichte des Mädchens gegeben? Keine familiäre Vorbelastung? Das passt nicht so ganz. Ich habe in letzter Zeit einige Dokumentationen über Tourettepatienten gesehen. Die mediale Aufmerksamkeit hat diese eigentlich seltene Krankheit wahrscheinlich nicht nur deshalb erlangt, weil Beispiele prominenter Patients angeführt wurden, sondern vielleicht auch, weil man neuerdings eine Therapie mit Cannabis diskutiert. Wobei dazu allerdings verlässliche Studienergebnisse noch nicht vorliegen. Ich kann mir auch kaum vorstellen, dass die Aussicht auf eine Therapie mit Cannabis für Katharina ein Grund gewesen sein könnte, einmal auszuprobieren, ob sie das mit dem Reiz des Verbotenen behaftete »Gras« verschrieben bekommt und wie es bei ihr wirkt. Oder erhofft sie sich insgesamt einfach mehr Aufmerksamkeit? Steckt vielleicht eine komplexe, dissoziative Störung dahinter? Etwas, das dem Mädchen selbst gar nicht bewusst ist? Ich muss jetzt noch einmal genau hinschauen und erst einmal den Begriff Tourettesyndrom einbringen, um zu erfahren, ob sie ihn überhaupt kennt.

Ich wende mich an Katharina: »Bei einem Tourettesyndrom können die Symptome im Erwachsenenalter unter Umständen ganz verschwinden. Zum Beispiel mithilfe von Entspannungsübungen oder Psychotherapie. Du hast doch bestimmt schon mal etwas von dieser Krankheit, dem Tourettesyndrom, gehört?« Sie rutscht etwas unbehaglich auf ihrem Stuhl herum und errötet leicht.

»Ich? Nein! Ach so ... ja, doch. Hab das mal in dem Film *Vincent will mehr* gesehen. Das ist voll die schlimme Krankheit und ... Drecksack-brrr-zingg-du-Sau!«, unterbricht sie sich selbst schreiend.

Ich warte, bis sie sich beruhigt hat, schaue sie freundlich an und beuge mich zu ihr hinüber.

»Weißt du, Katharina, das Tourettesyndrom ist häufig eine erbliche Krankheit. Meist tritt es bei Jungen auf, und die haben meistens vorher schon jahrelang unter Tics gelitten. Diese Tics sind häufig nur ein Zucken oder Grimassieren. Beim Tourettesyndrom kommen dann noch Lautäußerungen dazu. Manchmal kann das ein Schrei oder selten auch ein Schimpfwort sein. Man weiß nicht genau, wie es dazu kommt. Irgendetwas funktioniert nicht richtig in den speziellen Zentren des Gehirns, wo die Entscheidung gefiltert wird, ob Bewegungen ausgeführt werden oder nicht. Ich habe einmal einen jungen Mann hier gesehen, dessen Vater als Jugendlicher unter dem Tourettesyndrom gelitten hatte. Seine Mutter hatte während der Schwangerschaft viel Stress gehabt, und es war zu einer Frühgeburt gekommen. Seit der Kindheit hatte er unter verschiedenen einfachen Tics gelitten. In der Jugend entstand dann aber ein komplexer Tic, den er nicht kontrollieren konnte: ein plötzlicher lauter Schrei mit einer drehenden Kopfbewegung. Sehr auffällig! Er litt stark darunter und hatte sich sozial schon komplett zurückgezogen. Er bekam Psychotherapie und auch Medikamente, aber nichts half.«

Katharina hat sehr aufmerksam zugehört, mit gesenktem Kopf, und meinen Vortrag nicht unterbrochen. »Und welche Medikamente hat man dem Jungen gegeb...? Drecksack-brrr-du-Sau!«

»Also da versucht man es zunächst mit sogenannten Antipsychotika, die blockieren die Dopaminrezeptoren, haben aber ziemlich unangenehme Nebenwirkungen: Gewichtszunahme, Teilnahmslosigkeit und anderes«, sage ich und beobachte, wie Katharina die Augenbrauen hebt.

»Ach so. Ähm ... und was kann man noch dagegen verschreiben?«

Nun ist sie komplett angespannt und heftet ihren Blick auf mich.

»In manchen Fällen soll Cannabis geholfen haben ...«, sage ich.

Sie wirft ihrer Mutter einen schnellen Seitenblick zu und setzt einmal mehr zu einem Schrei an: »Drecksack-brrr-zingg-du-Sau!«

»... aber die Wirkung muss noch durch wissenschaftliche Studien eindeutig nachgewiesen werden«, füge ich hinzu. »Dem schwer betroffenen jungen Mann, dessen Symptome auf keinerlei Medikamente angesprochen hatten, hat dann übrigens ein sogenannter Hirnschrittmacher sehr geholfen. Dabei werden Stimulationselektroden ins Gehirn eingepflanzt. Die entscheidenden Hirnareale werden dann mit elektrischen Impulsen gereizt. Dadurch kommt es zu einer Unterdrückung der Symptome.«

»Aha«, macht Katharina. Fast wirkt sie ein wenig enttäuscht.

»Du, Katharina, wärst du so lieb und würdest draußen schon mal warten, damit ich mich noch kurz mit deiner Mutter allein unterhalten kann?«

Ohne Weiteres steht sie auf, wirft ihre lange Mähne zurück und reckt sich kurz. Dann geht sie zur Tür und schließt sie leise hinter sich.

»Sagen Sie, Frau Keller, was hat sich denn in letzter Zeit bei Ihrer Tochter verändert? Hat sie neue Freunde? Besucht sie eine andere Schule? Gab es Ärger innerhalb der Familie?«

Frau Keller hat inzwischen ein rotes, verschwitztes Gesicht und schaut mich etwas verunsichert an.

»Warum fragen Sie? Hm ... ja, wenn ichs recht bedenke, ja, sie hat neue Freunde. Ganz komische Typen. Und außerdem hat sie die Schule gewechselt. Und sich die Haare gefärbt. Und dann dieser Nasenring! Ich bin da gar nicht mit einverstanden gewesen! Sie ist vom Gymnasium runter und auf eine Real-schule. Aber ehrlich gesagt weiß ich nicht, ob sie da so regel-mäßig hingeht.« Sie starrt vor sich hin.

»Haben Sie den Verdacht, dass Ihre Tochter manchmal kifft?«

Erschrocken schaut Frau Keller mich an.

»Das wüsste ich doch! Nein, das kann ich mir nicht vor-stellen. Unsere Katharina war immer so ein liebes Kind. Das würde sie mir nicht antun.«

»Hm, ja. So denken die meisten Eltern. Aber in der Pubertät verändern sich viele Jugendliche sehr. Sie möchten ihre Gren-zen ausloten und ihre eigenen Wege gehen, in ihrer Clique beliebt sein und sich nicht an Normen und Pflichten halten. Gerade bei so ›lieben‹ Kindern kann sich der Übergang ganz extrem äußern. Ich will auch nicht sagen, dass Katharina kein liebenswürdiger Mensch ist. Aber in dieser Phase gerade, da ist sie einfach, na sagen wir, vermutlich eher auf sich selbst be-zogen. Ich habe sie gerade nur sehr kurz kennengelernt und kann es daher nicht wirklich beurteilen. Aber es ist natürlich besorgniserregend, wie schlecht es mit ihrer schulischen Bil-dung läuft. Vielleicht möchte sie ihren neuen Schulfreunden gefallen? In irgendeiner Form Aufmerksamkeit erregen?«

»Waaas? Das ist doch nicht Ihr Ernst! Sie meinen, sie spielt diese Symptome nur, damit die anderen sie cool finden? So cool wie den Vincent aus dem Film?« Frau Keller ist richtig erschüttert.

»Nein, das will ich auf keinen Fall damit sagen. Wahrschein-lich kann Ihre Tochter auch gar nichts dafür und macht das unbewusst. Das kommt sehr häufig vor und nennt sich dis-soziative Störung. Ich könnte mir nur denken, dass wir das in unsere Überlegungen mit einbeziehen müssen. Verstehen Sie mich nicht falsch, Frau Keller: Ich möchte Ihrer Tochter wirklich gern helfen, denn man merkt ja, dass sie gerade in einer sehr schwierigen Phase ist. Vielleicht hat sie sogar Dinge erlebt, die sie in irgendeiner Weise traumatisiert haben. Es kann sein, dass es ein Hilferuf ist und dass sie einfach nur auf sich aufmerksam machen will. Ich bin mir nicht sicher, ob Ihre Tochter ein Tourettesyndrom hat. Man muss das alles aber ernst nehmen. Ich würde sie gern noch einmal an eine Spezialambulanz überweisen. Dort werden Experten auf diesem Gebiet noch einmal genau hinschauen und die möglichen Differenzialdiagnosen abklären. Es ist so, dass es beim Tourettesyndrom bislang keine Labortests oder Sonstiges gibt, das die Diagnose eindeutig beweisen könnte. In der Klinik werden zur Sicherheit aber noch Untersuchungen durchgeführt, damit andere Ursachen der Tics ausgeschlossen werden können, wie zum Beispiel eine Epilepsie oder eine Gehirnentzündung. Und sollte es sich nur um eine Pubertätskrise handeln, dann wird Katharina sich irgendwann fangen und sich Ihnen wieder zuwenden. Versuchen Sie jetzt bitte, die Bindung zu ihr nicht abzubrechen, sondern alles auszuhalten, was sie Ihnen noch bieten mag. Und eine gute Nachricht habe ich noch für Sie: Tourette ist zwar eine organische Hirnerkrankung, hat aber glücklicherweise eine ganz gute Prognose und verschwindet nicht selten irgendwann jenseits des 15. Lebensjahres. Aber wenn doch eine tiefgehende psychische Störung dahinterstecken sollte, müssten wir frühzeitig daran denken, dass es sehr kompetente Kinder- und Jugendpsychotherapeuten gibt, die Katharinas Problem herausfinden und ihr helfen könnten. Auch dabei werde ich Sie dann gern unterstützen.«

Frau Keller hat mich während meiner Ausführungen zunächst missbilligend, aber dann zunehmend verstehend angeschaut. Immer wieder hat sie den Kopf geschüttelt und sich mit der Hand über die Augenbrauen gerieben. Zum Schluss strafft sie sich und setzt eine optimistische Miene auf. Sie wirkt jetzt gar nicht mehr niedergeschlagen. So als ob sie jetzt endlich eine Möglichkeit sähe, das Problem anzugehen. Und dazu wirkt sie mehr als motiviert.

Aufmunternd schaue ich sie an. »Ich mache Ihnen jetzt die Überweisung für die Touretteambulanz fertig. Danach kommen Sie erst einmal wieder zu uns, und wir besprechen alles, okay?«

Sie nickt erleichtert, und als sie das Sprechzimmer verlässt, sehe ich noch, wie sie zunächst Luft holt, um ihrer Tochter, die im Wartezimmer sitzt, die Leviten zu lesen. Aber dann denkt sie wohl doch an das, wozu ich ihr geraten habe. Es brächte jetzt überhaupt nichts, dem Mädchen irgendwelche Vorwürfe zu machen. Und wahrscheinlich ist Frau Keller einfach erst einmal froh, dass man jetzt handeln kann. Sie hakt Katharina unter und fragt: »Lust auf ein großes Eis? Ich glaube, wir haben etwas zu feiern.«

Entgeistert schaut ihre Tochter sie an.

»Was sollten wir denn feiern?«

»Dass wir jetzt erst einmal die ganzen Untersuchungen machen lassen und dass vielleicht am Ende dabei herauskommt, dass es kein Tourette ist. Und außerdem hat die Ärztin mir erklärt, dass es in den meisten Fällen von ganz allein irgendwann im späteren Jugendalter nachlässt. Ich helfe dir dabei!« Sprichts und zieht die verdutzt dreinschauende Tochter mit sich.

Ich bekomme den Befund aus der Klinik einige Wochen später. Es gibt keinerlei pathologische Befunde. Alle differenzialdiagnostisch infrage kommenden körperlichen Ursachen sind ausgeschlossen worden. Man gehe aufgrund der Symptomkonstellation nicht von einem klassischen Tourettesyndrom, sondern von einer sogenannten funktionellen Störung aus.

Ich denke an diesem Nachmittag noch lange darüber nach, ob es vielleicht nur eine vorübergehende Episode gewesen ist, wie sie bei manchen Pubertierenden vorkommen kann. Wer weiß denn schon, was sich in ihrem »Umbau-Gehirn« so abspielt?

Es stimmt, was man scherzhaft sagt: Die jungen Menschen in der Pubertät müssten eigentlich alle ein Schild vor dem Kopf tragen: »Wegen Umbau vorübergehend geschlossen.« Das würde helfen, die Kids besser zu verstehen. In der Übergangszeit zum Erwachsenwerden scheint es so zu sein, dass das Gehirn entrümpelt wird. Wichtige Dinge bleiben, aber alte, nicht mehr benötigte Erfahrungen werden durch neue, spannendere ersetzt. Es bilden sich neue Bahnen und Netzwerke aus. Hinzu kommen noch die körperlichen Veränderungen, die manche Jugendliche verunsichern oder sogar zur Verzweiflung treiben. Bis alle Systeme sich wieder neu geformt und etabliert haben, können schon so einige Jahre vergehen.

Aber auf jeden Fall, so beschließe ich, werde ich Katharina einmal in der Psychotherapiepraxis meiner Freundin Bettina Wallenberg vorstellen, die sehr viel Erfahrung im Bereich der Kinder- und Jugendpsychotherapie hat. Man muss in diesem Fall vielleicht ein bisschen Zeit gewinnen. Das war schon immer eine gute Strategie. Und Umbauarbeiten dauern ja bekanntlich immer länger, als man vorher einkalkuliert hat.

Im Verlauf des folgenden Jahres lassen bei Katharina Keller sämtliche Tic-Symptome nach. Sie hatte einige Therapiesitzungen in der Praxis von Bettina Wallenberg. Dort wurde nach und nach aufgedeckt, dass Katharina auf dem Gymnasium ein massives Selbstwertproblem gehabt hatte. Offenbar war sie von einigen Mädchen wegen ihres braven, angepassten Verhaltens und ihres biederen Erscheinungsbildes so schlimm gemobbt worden, dass sie auf eine andere Schule wechseln wollte. Sie gestand sich dann irgendwann im Verlauf der Therapie selbst ein, dass sie vor den neuen Schulkameraden irgendwie cool wirken wollte, um bloß nicht noch einmal so missachtet und als langweilig abgestempelt zu werden, wie sie es auf der alten Schule erlebt hatte.

Dafür hatte sie sich dann in kurzer Zeit äußerlich sehr verändert, hatte sich die Haare schwarz färben und einen Nasenring stechen lassen. Außerdem hat sie wohl tatsächlich gekifft und ziemlich viel abgenommen. Und dann kam, wahrscheinlich unbewusst, diese Tic-Symptomatik hinzu, mit der sie vielleicht noch mehr Aufmerksamkeit von ihren neuen Freunden bekommen hatte. Dadurch hatten sich möglicherweise die komplexen Tics für einen gewissen Zeitraum verselbstständigt. Genau konnte man das nicht erklären. Wichtig war nur, dass man ihre unbewussten Probleme Schritt für Schritt aufgedeckt hat und dass Katharina heute wieder ein unbeschwertes Leben führen kann.

# 23 | Herr Daume III: RESET
*Christian, Oktober*


»Und? Wie war es denn auf Mallorca, Herr Daume?«, frage ich den Patienten, der schon im Sprechzimmer auf mich wartet, und bemühe mich um einen munteren Ton, so als wollte ich selbst eine Besserung beschwören. Seit September bekommt er ja eine höhere Dosis seines Antidepressivums. Vielleicht, so hoffe ich, hat ja auch der Mallorca-Urlaub mit den vielen neuen Eindrücken, dem veränderten Tagesrhythmus und dem verschwenderischen Licht des Mittelmeeres eine Veränderung zum Positiven bewirkt.

Aber als Herr Daume sich zu mir umdreht, weiß ich sofort, dass etwas passiert sein muss und dass von Besserung leider keine Rede sein kann. Ganz im Gegenteil.

»Es war ganz schlimm, Herr Doktor«, sagt Herr Daume mit gedämpfter, monotoner Stimme.

»Erzählen Sie mal, ich höre Ihnen zu.« Ich gehe um den Schreibtisch herum und setze mich.

Es fällt Herrn Daume sichtlich schwer zu sprechen.

»In den ersten Tagen konnte ich die Wärme und den Strand, das Büfett und die Nähe meiner Frau ja noch genießen. Aber am vierten Tag hat sich etwas verändert. Ich ging mit meiner Frau am Strand spazieren und plötzlich hat sich ... Wie soll ich es beschreiben? Die Sonne hat sich irgendwie verfinstert, als ob sich ein grauer Vorhang vor alle Bilder geschoben hätte. Die Farben waren nicht mehr leuchtend ... alles war nur noch stumpf und grau. Das Essen schmeckte laff, und jeder Schritt fiel mir schwer. Ich habe dann den Rest des Urlaubs eigentlich nur noch im Bett verbracht. Meine Frau hat sich so lieb gekümmert. Sie hat gedacht, dass ich irgendeinen Infekt ausbrüte oder so. Aber ich wusste sofort, dass es seelisch bedingt ist.«

Nach dieser Erzählung, die mehrmals von längeren Pausen unterbrochen ist, fällt Herr Daume förmlich in sich zusammen. Ich spüre, dass der Mann kaum noch einen Funken Lebensenergie in sich hat und all seine Kraft aufwenden musste, um herzukommen und mir zu berichten, wie es ihm geht. Ich mache mir Sorgen. »Herr Daume, ich muss Sie das jetzt fragen: Haben Sie schon einmal darüber nachgedacht, Ihrem Leben selbst ein Ende zu bereiten?«

»Nein, eigentlich nicht, nein! Das würde ich meiner Frau nicht antun.«

»Das tut mir wirklich alles sehr leid für Sie. Wie wir vor drei Wochen besprochen haben, würde ich Sie jetzt gern auf ein anderes Antidepressivum umstellen, wenn Sie einverstanden sind. Sollte es Ihnen dann immer noch nicht besser gehen, müssten wir auch mal über die Möglichkeit einer stationären Behandlung nachdenken.«

»Nein, nein, Herr Doktor, keine Klinik! Dann will ich es lieber erst noch mal mit dem neuen Medikament versuchen.«

Wie oft haben wir schon hilflos mit ansehen müssen, wie ein Mensch in eine sehr schwere Depression abrutscht. Und genau, wie ich es befürchtet habe, kommt Herr Daume im Verlauf des gesamten nächsten Jahres nicht mehr aus diesem schwarzen Loch heraus, in das er an so einem schönen, sonnigen Tag auf Mallorca endgültig hineingefallen war. Er durchlebt dabei eine Odyssee von verschiedenen Therapien. Er bekommt zwischenzeitlich noch zwei andere Antidepressiva und ein Antipsychotikum. Zuletzt habe ich es zusätzlich noch mit Lithium versucht. Nichts hat geholfen. Auch nicht der sechswöchige stationäre Aufenthalt in der Klinik, dem Herr Daume dann doch noch zugestimmt hat. Letztlich war sein Zustand bei Entlassung nicht besser als bei der Aufnahme. Er liegt jetzt fast nur noch im Bett, wäscht sich nicht mehr – und eines Tages suchte er zum Stuhlgang nicht mal mehr die Toilette auf.

Als ich auf Bitten der Ehefrau zum Hausbesuch komme, bin ich wirklich erschrocken. Herr Daume sitzt fast unbeweglich in seinem Fernsehsessel. Seine Mimik ist eingefroren. Er nimmt nur kurz Blickkontakt auf.

»Ist das nicht schlimm, Herr Doktor? Mein Mann sitzt fast nur noch im Fernsehsessel. Morgens will er sich gar nicht erst anziehen, und zum Essen muss ich ihn regelrecht zwingen. Ich werde noch wahnsinnig. Er erzählt mir auch ständig davon, dass er wahrscheinlich unheilbar krank ist und sowieso bald sterben muss und dass ihm keiner helfen kann. Und dann diese Schuldgefühle, die er immer hat. Ich kanns mir nicht erklären, warum er immer sagt, er habe alles falsch gemacht und das sei jetzt seine gerechte Strafe. Warum sagt er so was?«

Ich überlege. Bei Herrn Daume liegt nun eine schwere, wahnhafte Depression mit Schuld- und Versündigungsideen vor. Unter Berücksichtigung des bisherigen Verlaufes und der schweren Symptomatik können Medikamente jetzt nicht mehr helfen.

»Frau Daume, können wir uns nebenan weiter unterhalten?«, murmle ich. Als wir im Nebenzimmer sind, spreche ich wieder lauter.

»Mit Tabletten können wir Ihrem Mann jetzt nicht mehr weiterhelfen. Als ich ihn gerade in diesem Zustand gesehen habe, dachte ich sofort an eine Elektrokrampftherapie.«

»Was ist das?«, schluchzt Frau Daume.

»Diese Maßnahme ist eine der letzten therapeutischen Möglichkeiten bei schwerster Depression. Und die liegt jetzt bei Ihrem Mann vor. Ich erkläre Ihnen den Vorgang einmal: Durch eine elektrische Stimulation in Kurznarkose wird künstlich ein generalisierter Krampfanfall ausgelöst. Damit werden alle Hirnfunktionen für einen kurzen Moment ausgeschaltet. So ähnlich wie das Zurücksetzen, das Reset beim Computer, wenn nichts mehr geht.

Man macht normalerweise drei Sitzungen pro Woche. Insgesamt sollten es bis zu zwölf Sitzungen sein. Der Effekt ist häufig verblüffend. Es kann auch zu Nebenwirkungen kommen. Aber die sind meines Erachtens zu vernachlässigen, wenn ich mir den schlimmen Zustand Ihres Mannes anschaue. Natürlich werden Sie und Ihr Ehemann noch genauestens über alles aufgeklärt, falls Sie sich für diese Therapie entscheiden. Letztlich muss ja auch Ihr Mann zustimmen.«

»Schlimmer als dieser fürchterliche Zustand kann es doch gar nicht mehr werden, oder?« Frau Daume schaut mich aus rot geweinten Augen, aber mit einem Funken Hoffnung an.

»Ja, und bei Ihrem Mann könnte ich aufgrund des schweren chronischen und wahnhaften Verlaufes die Indikation sehr gut begründen.«

»Ja! Das klingt nach einem Strohhalm, an den man sich jetzt festklammern könnte, um nicht zu ertrinken. Ich bin ganz sicher, dass mein Mann das möchte. Bitte, können Sie uns helfen, dass wir einen Termin dafür bekommen?«

»Ja, mache ich, wenn Sie es möchten. Ich rufe gleich für Sie in einem psychiatrischen Krankenhaus an, das diese Behandlung durchführt und auch viel Erfahrung damit hat.«

Der Strohhalm, an den Herr und Frau Daume sich ge-
klammert haben, war seine Rettung. Nach den zwölf Sitzungen geht es ihm sehr viel besser. Er wirkt deutlich zu-
gewandter und lebendiger in der Unterhaltung. Manchmal
lächelt er, und man hat das Gefühl, dass er sich wieder auf
andere Menschen einlassen und am Leben teilnehmen kann.
Die Elektrokrampftherapie hat die gewünschte Wirkung
gezeigt.

Er hat seitdem keinen Rückfall mehr gehabt, ist aber zur
Vorbeugung dauerhaft auf ein Antidepressivum eingestellt.
Wenn er einmal vierteljährlich zur Kontrolle und zum Rezept-
abholen kommt, sprechen wir fast immer über den Tag, an
dem die Sonne sich für ihn verfinstert hat. Und jedes Mal
bekomme ich eine Gänsehaut bei der Vorstellung, dass ein
Mensch von einer Sekunde auf die andere das Licht der Sonne
und alle Farben der Welt um sich herum nicht mehr wahrnehmen kann.

»Jetzt ist alles wieder gut, Herr Doktor. Und wie jedes Mal
sage ich: danke, dass Sie dabei geholfen haben, die Sonne wieder anzuknipsen.«

»Als wenn das nur ein Knipsen gewesen wäre, Herr Daume!«,
lächle ich ihn mitfühlend an.

»Ja, ein bisschen mehr wars schon.« Herr Daume schaut
etwas gequält bei dem Gedanken an die zurückliegende Zeit.

»Aber selbst wenn ich jeden Monat für eine ganze Woche
lang zur Krampftherapie gehen und mich unter Strom setzen
lassen müsste: Ich würds tun, um nie wieder so depressiv zu
werden. Das wäre es mir wert!«

Und das glaube ich ihm aufs Wort.

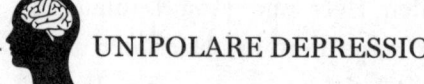

## UNIPOLARE DEPRESSION

Die Depression ist eine der häufigsten seelischen Erkrankungen. Im Laufe ihres Lebens erkranken circa 15 bis 20 Prozent aller Menschen in Deutschland an einer depressiven Episode. Frauen sind doppelt so häufig betroffen wie Männer. In der Regel kommt es nach einer ersten depressiven Episode zu weiteren Krankheitsphasen (rezidivierender Verlauf). Im Gegensatz zur bipolaren Störung gibt es keine manischen Phasen, weshalb man auch von unipolarer Depression spricht.

Die Kernsymptome einer depressiven Episode sind: gedrückte Stimmung, Freudlosigkeit, Grübelneigung, Antriebs- und Interessemangel, rasche Erschöpfung, sozialer Rückzug und mangelndes Selbstwertgefühl. Je nach Ausprägung können noch zusätzlich Konzentrationsstörungen, Ängste und körperliche Symptome wie Schmerzen und Schlaflosigkeit hinzukommen. Suizidgedanken sind bei schwereren Verläufen nicht selten, die Suizidrate ist deutlich erhöht.

**Ursächlich** handelt es sich um ein komplexes Bedingungsgefüge, wobei genetische Veranlagung, prägende belastende Ereignisse in Kindheit und Jugend, aktuelle Lebensbedingungen (psychosozialer Stress) und neurobiologische Veränderungen eine Rolle spielen können. Letztlich resultiert eine zentrale Netzwerkstörung: Emotionen, Denken und Bewertungen verschieben sich in den negativen Bereich.

Alle **therapeutischen Verfahren** zielen darauf ab, die Balance zwischen negativen und positiven Gefühlen wiederherzustellen. In leichteren Fällen ist häufig alleinige Psychotherapie ausreichend. Mittelgradige und schwere Depressionen werden mit einer Kombination aus Psychotherapie und antidepressiv wirkenden Medikamenten behandelt.

Die meisten der zur Verfügung stehenden **Antidepressiva** entfalten ihre Wirkung an den Synapsen über eine Erhöhung der Konzentration der Botenstoffe Serotonin, Noradrenalin und Dopamin. Die Wirkung bei diesen Medikamenten tritt erst verzögert nach etwa 14 Tagen ein. Neu zugelassen wurde kürzlich ein rasch wirkendes Nasenspray mit dem Wirkstoff Esketamin. Dieses ist jedoch nur in wenigen schweren und akuten Fällen indiziert und darf nur unter medizinischer Aufsicht angewendet werden.

Alternativ oder zusätzlich kann bei einigen Patienten Schlafentzugs- und Lichttherapie wirksam sein. Hilfreich sind häufig auch sportliche Aktivität, Ergotherapie und Entspannungstechniken.

In schweren therapieresistenten Fällen können auch Stimulationsverfahren wie die transkranielle Magnetstimulation und die Elektrokrampftherapie eingesetzt werden.

# 24 | Herr Konrad ist erschöpft

*Christian, November*

Ein Nachmittag Anfang November. Vor mir sitzt ein sympathischer Berufsschullehrer, Mitte fünfzig, der berichtet, dass er in der Schule momentan viel Stress habe und sich irgendwie unwohl und erschöpft fühle.

»Ich engagiere mich wirklich sehr für meine Schüler, Herr Doktor, aber ich bekomme von der Schulleitung wenig Unterstützung. Das macht mich echt fertig. Ich möchte ein gelungenes Schulprojekt für Weihnachten auf die Beine stellen. Meine Schüler sind Feuer und Flamme, aber dann behindern uns logistische Probleme wie ›Räume sind nicht frei‹, ›andere Termine sind dringlicher‹ oder ›Materialien können nicht gestellt, besorgt oder finanziert werden‹. Das ärgert mich einfach sehr. Ich fühl mich momentan so ausgelaugt. Als ob ich gegen Windmühlenflügel ankämpfen würde.«

Das scheint tatsächlich ein engagierter Lehrer zu sein, denke ich. Und normalerweise machen den Lehrern eher die unmotivierten oder faulen Schüler zu schaffen. Hier machen die Schüler mal gut mit, und dann wirft einem die Schulleitung Knüppel zwischen die Beine!

»Herr Konrad, Sie wirken wirklich erschöpft und ausgelaugt. Sie sollten mal eine Pause einlegen, ein wenig innehalten. Ich würde Sie einfach gern mal für drei Wochen aus dem Verkehr ziehen. Ich schreibe Sie bis Ende November krank, und danach sehen wir weiter. Ist das für Sie in Ordnung?«

Er grübelt und zieht dann ratlos die Schultern hoch. »Okay, wenn Sie das für richtig halten, dann machen wir es so.«

»Ja, ich glaube, das würde Ihnen jetzt guttun, und Sie können schauen, ob Sie sich in den nächsten drei Wochen gut regenerieren und dann mit neuem Elan alle Ihre Pläne in Angriff nehmen.«

Er nickt, und als er sich verabschiedet, schaut er mir freundlich in die Augen. Er hat einen festen Händedruck, und ich kann mir gut vorstellen, dass er bei seinen Schülern einen kompetenten, engagierten und gleichzeitig angenehm gelassenen Eindruck erzeugt. Das sind die Lehrer, für die sich die Jugendlichen anstrengen. Von denen bräuchte es noch viel mehr!

Sehr sympathisch, denke ich noch, und gehe dann hinüber ins andere Sprechzimmer, wo schon die nächste Patientin auf mich wartet.

# 25 | Herr Konrad II: Was ist mit mir los?

*Christian, November*

Der nette Berufsschullehrer ist heute als Notfall wiedergekommen, am Ende der Sprechstunde. Im Vergleich zu seiner Vorstellung Anfang des Monats ist er sichtlich verändert. Er sieht antriebslos und leicht ungepflegt aus. Sein Händedruck ist längst nicht mehr so fest, wie ich ihn in Erinnerung hatte, und er schaut mir kaum in die Augen.

»Herr Doktor, mit mir ist überhaupt nichts mehr anzufangen. Als Sie mich krankgeschrieben hatten, ging es mir eigentlich auch zu Hause nicht besser. Bis dahin hatte ich mich ja irgendwie durch das Schuljahr geschleppt, aber nun geht es gar nicht mehr. Ich bin überhaupt nicht mehr leistungsfähig, und ich habe außerdem regelrechte Gedächtnisstörungen.«

»Oh, das tut mir leid, Herr Konrad. Dann müssen wir das jetzt einmal genauer untersuchen. Wir werden heute noch ein EEG, also eine Hirnstrommessung, bei Ihnen machen, und außerdem einen Gedächtnistest. Beides werte ich sofort aus, und wenn nötig, schicken wir Sie dann noch zu einer bildgebenden Untersuchung des Kopfes, einem MRT. Sind Sie damit einverstanden?«

»Ja, natürlich, ich möchte ja selbst unbedingt wissen, was mit mir los ist.«

Ich begleite ihn zu den entsprechenden Untersuchungen in den Diagnostikraum, wo er von Anja in Empfang genommen wird. Nach einer halben Stunde kommt sie mit einem mitfühlenden Lächeln ins Sprechzimmer, um mir den ausgefüllten Bogen des Gedächtnistests zu geben.

»Herr Doktor, der Herr Konrad hat sich ja richtig schwergetan! Er hat sich sehr angestrengt, aber nur zwanzig von dreißig Punkten erreicht. Laut Auswertungsskala ist das ja schon deutlich unterdurchschnittlich. Tut mir leid. So ein netter Mann. Was hat er denn eigentlich?«

»Tja, Anja, wenn ich das mal wüsste«, murmle ich und gehe rüber, um mir das EEG anzuschauen. Es ist grenzwertig verlangsamt, was schon ein kleiner Hinweis auf eine hirnorganische Störung ist. Jetzt muss auf jeden Fall noch eine erweiterte Diagnostik gemacht werden. Handelt es sich um eine Alzheimerdemenz? Mit frühem Beginn? Denkbar wären auch ein Hirntumor oder Hirndurchblutungsstörungen. Oder doch nur eine versteckte Depression? Manchmal kann nämlich eine Depression auch mit einer Pseudodemenz einhergehen, also mit den Symptomen Vergesslichkeit und Orientierungsstörung, obwohl der Patient gar keine Demenz hat. Oder haben Herrn Konrads Beschwerden eine entzündliche Ursache? Dann müsste eine Liquorpunktion gemacht werden, um das Nervenwasser auf Entzündungswerte hin zu untersuchen. Auf jeden Fall bräuchte man zuerst einmal ein MRT, eine Magnetresonanztomografie, mit der man auch kleinste Veränderungen im Gehirn erfassen kann.

»Herr Konrad, ich habe Ihnen aufgrund der heutigen Untersuchungsergebnisse zunächst eine Überweisung zur Radiologie fertig gemacht. Wenn wir das Ergebnis der MRT-Untersuchung haben, sehen wir uns wieder. Dann schauen wir weiter, ja? Bis dahin alles Gute«, verabschiede ich ihn. Und bin selbst nervös gespannt auf dieses Ergebnis.

# 26 | Herr Konrad III: Die Diagnose

*Christian, Dezember*

Zur Besprechung des MRT ist Herr Konrad zum ersten Mal in Begleitung seiner Tochter erschienen, einer jungen, dynamischen Frau mit kurzen blonden Haaren.

Herr Konrad wirkt fahrig und ratlos. Seine Tochter ist sichtlich um ihn besorgt und führt ihn am Arm ins Sprechzimmer. Ein Blick in ihre verzweifelten Augen sagt mir, wie stark die Erkrankung innerhalb kürzester Zeit vorangeschritten ist.

»Herr Konrad, im MRT wurden leider entzündliche Veränderungen in Ihrem Gehirn festgestellt. Ich muss Sie jetzt doch einmal ins Krankenhaus schicken, damit dort eine noch ausführlichere Diagnostik und auch eine Nervenwasserentnahme erfolgen können. Und zum Vergleich mit dem Vorbefund machen wir heute bei uns noch mal ein EEG. Ihre Tochter kann eine halbe Stunde spazieren gehen, wenn sie möchte, und Sie dann gleich wieder abholen. Okay?«

Nichts. Herr Konrad zeigt keinerlei Reaktion.

»Papa, bist du damit einverstanden, dass du noch mal ein EEG bekommst? Ich hole dich dann gleich wieder ab«, spricht seine Tochter ihn laut an und packt ihn dabei fest am Arm.

Nun schaut er verwirrt hoch und steht mit ihrer Hilfe auf. Er will das Zimmer Richtung Fenster verlassen, aber sie dirigiert ihn sanft zur Tür.

Das EEG ist schnell fertig, sodass Herr Konrad den Untersuchungsraum fünf Minuten früher verlassen kann als geplant.

Zufällig bin ich gerade an der Anmeldung, um Rezepte zu unterzeichnen. Ich sehe, wie Herr Konrad langsam und vollkommen ratlos, mit seiner Aktentasche unter dem Arm, von einer Tür zur anderen geht. Er ist um Fassung bemüht, aber vollkommen orientierungslos. Er geht vom Wartezimmer zur Patiententoilette, wieder zurück, bleibt stehen und schaut sich um. Dann blickt er aus dem Fenster. Er findet einfach nicht die Ausgangstür. Wieder geht er los, wechselt die Aktentasche unter den anderen Arm und bleibt erneut vor der Toilettentür stehen. Er runzelt die Stirn und legt sich eine Hand über die Augen.

Ich kann es kaum mit ansehen, so leid tut er mir. Wie schnell Menschen ihre Würde genommen wird, wenn das Gehirn verrücktspielt, ist kaum zu ertragen. Vorsichtig spreche ich ihn an: »Herr Konrad, Ihre Tochter kommt sicherlich jeden Augenblick. Setzen Sie sich doch einfach so lang noch hierhin.« Ich schiebe ihm einen Stuhl in eine Ecke.

»Ja. Danke.« Erleichtert schaut Herr Konrad hoch, mit einem freundlichen, abwesenden Lächeln, aber so als ob er mich noch nie gesehen hätte.

Ich bin wirklich erschüttert und habe das Bedürfnis, mit Nicole darüber zu sprechen, nachdem der Patient abgeholt worden ist.

»Was denkst du, worauf es hinausläuft, Christian?«

»Hm, schwer zu sagen. Nach allem, was wir bis jetzt wissen, muss man auch an eine Gefäßentzündung oder an eine Autoimmun-Enzephalitis denken. Der Fall ähnelt ein bisschen dem von der Dame mittleren Alters vor ein paar Monaten, weißt du noch? Frau Rodenbrach? Sie hatte Brustkrebs, und es hatte sich ein paraneoplastisches Syndrom entwickelt. Dabei hatte der Tumor eine Autoimmunreaktion eingeleitet, die schließlich die Nervenzellen im Gehirn angegriffen und zerstört hat. Sie hatte ähnliche Symptome wie Herr Konrad.«

»Ja, ich erinnere mich. Frau Rodenbrach! Und jetzt Herr Konrad! So ein netter, feiner, gebildeter Mann. Ich hab ihn und seine Tochter ja vorhin auch kurz gesehen. Er tut mir so leid! Und auch seine Tochter. Auf mich machte es den Eindruck, als ob die beiden ein sehr herzliches Verhältnis hätten.«

»Ja, finde ich auch. Jetzt warten wir aber erst mal das Ergebnis der Untersuchungen ab.«

Kurz darauf bekommen wir den Bericht aus der Klinik. Aufgrund der typischen Befunde im Kernspintomogramm und dem Nachweis von spezifischen Autoantikörpern im Blut und im Nervenwasser lautet die Diagnose: dringender Verdacht auf Autoimmun-Enzephalitis. Man hat natürlich auch eine Tumorsuche durchgeführt und ist in der Lunge fündig geworden. Herr Konrad ist an einem sogenannten kleinzelligen Bronchialkarzinom erkrankt. Er hatte bisher nie über Husten oder Atemnot geklagt. Noch bevor sich die ersten Symptome seitens der Lunge bemerkbar machen konnten, hat der Tumor nämlich schon eine Autoimmunreaktion ausgelöst, die das Gehirn angegriffen hat.

Sechs Monate später, von denen Herr Konrad noch zwei im Krankenhaus verbracht hat, erhalten wir von seiner Tochter die Nachricht, dass er an dem Bronchialkarzinom verstorben ist. Was für ein rasend schneller, tragischer Tod.

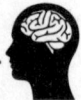 AUTOIMMUN-ENZEPHALITIS

Die Autoimmun-Enzephalitis ist eine seltene Entzündung des Gehirns aufgrund eines Autoimmunprozesses. Sie kann zu Verhaltensstörungen, Epilepsie, Psychose oder demenz-ähnlichen Symptomen führen.

Mithilfe von Labortests lassen sich verschiedene Auto-antikörper im Blut und im Liquor nachweisen, die sich gegen Nervengewebe richten.

Die Autoimmun-Enzephalitis kann im Zusammenhang mit einem Tumor entstehen (paraneoplastisches Syndrom), wie im Fall des Herrn Konrad. Die Therapie besteht dann im Wesentlichen in der Behandlung des Tumorleidens.

Die Erkrankung kann aber auch unabhängig von einem Tumor aus noch ungeklärter Ursache auftreten. Bei manchen Formen dieser Enzephalitis können bei jungen Menschen Symptome auftreten, die der Schizophrenie ähneln. In anderen Fällen, häufig bei Patienten im mittleren Lebensalter, findet man Symptome, die einer Demenz sehr ähnlich sind. Hierbei kommt es dann typischerweise zu einer rasch fortschreitenden Verschlechterung der kognitiven Fähigkeiten. Diese nicht tumorassoziierten Hirnentzündungen können häufig gut mit Kortison und anderen Immuntherapeutika behandelt werden.

Bei der Suche nach den Ursachen für Demenz, Epilepsie und Psychose sollte man immer auch die Autoimmun-Enzephalitis im Blick haben.

# 27 | Schildkröten im Bauch
*Nicole, Dezember*

Frau Völzmann stöckelt auf 15 Zentimeter hohen Absätzen vor mir her ins Sprechzimmer.

»Nehmen Sie Platz. Was verschafft mir denn die Ehre außerhalb der gewohnten Zeit?« Das ist natürlich nur eine ironische Frage von mir, weil Frau Völzmann eigentlich immer außerhalb der gewohnten Zeit hereinschaut, also immer als Notfall und ganz ohne Termin. Meistens ist sie in Begleitung einer Betreuerin. Die wird dann regelmäßig beschimpft und wie eine Untergebene behandelt.

»Ha!«, schreit sie in einer unangenehm hohen Frequenz, und als sie sich halb zu mir umdreht, bekomme ich, wie fast jedes Mal, einen kleinen Schreck. Heute hat sich die ein Meter fünfzig kleine Frau aber auch eine besondere Maskerade einfallen lassen. Sie hat sich die Haare seitlich zu zwei Knoten toupiert, die oberhalb von ihren Ohren weit abstehen und mit rötlichem Spray fixiert sind. Dazu trägt sie ein Augen-Make-up in schrillem Blau bis unter die Augenbrauen. Die hat sie mit einem schwarzen dicken Strich künstlich nach oben versetzt. Ihr Mund ist mit einem dunkelblauen Konturenstift umrandet. Damit hat sie insgesamt den Look eines erstaunten kleinen Teufels. Beinahe muss ich lachen, aber ihre nächsten Sätze lassen mich wieder an den Ernst der Situation denken.

»Sie können sich das ja gar nicht vorstellen«, kreischt sie. »Das muss man sich mal reinziehen. Schauen Sie, ich habe ja noch überall Spermaflecken auf meiner Bluse! Dieser Nachbar, der Bräuer, der ist so was von aufdringlich! Überall lauert er mir auf. Ich werde von allen Männern bedrängt. Ekelhaft!«

»Aber Frau Völzmann, ich sehe da wirklich keine Flecken.«

»Nicht? Da war aber was! Aber ich mach das nicht mehr mit! Und die hier«, sie zeigt abfällig mit dem Daumen auf ihre Betreuerin, »die checkt auch nicht, was da abgeht. Steht immer nur rum und guckt wie 'ne Kuh, wenns blitzt.«

»Aber bitte, Frau Völzmann, die Frau Senne ist doch so nett zu Ihnen! Und sie ist immer für Sie da. Geht mit Ihnen einkaufen, hilft Ihnen, den Haushalt zu organisieren, und macht sämtliche Arzttermine mit. Apropos: Wie sieht es denn mit den Medikamenten aus? Haben Sie die regelmäßig eingenommen?«

Frau Senne verdreht nur die Augen und schüttelt den Kopf. Frau Völzmann schreit: »Nä! Damit soll ich doch nur gefügig gemacht werden, damit die Kerle besser drankommen. Nix mehr! Schluss is damit!«

Ich stehe auf und gehe zu ihr. »Jetzt müssen Sie mir ganz gut zuhören, Frau Völzmann. Sie wissen ja, dass ich schon seit so vielen Jahren Ihre Ärztin bin und Sie gut kenne. Ich habe Ihnen immer geholfen, sonst wären Sie ja wohl nicht mehr zu mir gekommen, stimmts?«

»Na ja. Und?«

»Und ich weiß, dass es Ihnen im Moment gar nicht gut geht im Vergleich zum letzten Mal. Das tut mir leid, und ich möchte das ändern. Und wissen Sie auch, wie?«

»Nee, wie denn?« Sie spricht immerhin in erträglicher Zimmerlautstärke, und ich habe zumindest schon mal ihre Aufmerksamkeit.

»Passen Sie auf: Sie versprechen mir, dass Sie Ihre Tabletten ab heute wieder einnehmen, und ich verspreche Ihnen, dass es

Ihnen schon ab übermorgen wieder besser geht. Dann kommen Sie nächste Woche mit der Frau Senne hier wieder hereinspaziert, als wenn nichts gewesen wäre! Deal?«, frage ich.

Glücklicherweise hat sich ihre Erregung schnell gelegt. Sie nickt etwas widerwillig und drückt meine Hand, die ich ihr hinhalte. »Ja, okay. Dann Abflug«, herrscht sie ihre Betreuerin an, und die beiden stöckeln respektive schleichen aus der Praxis.

Ich muss an einen Fall denken, von dem Christian immer mal wieder erzählt hat. Während seiner Psychiatrie-Weiterbildung hatte er eine Patientin, die eine hartnäckige Psychose mit chronischen Leibhalluzinationen und Wahnvorstellungen hatte. Sie behauptete immer, sie habe Schildkröten in ihrem Bauch. »Sehen Sie, Herr Doktor? Da bewegen sie sich wieder.« Die Frau zeigte jedem, der vorbeikam, die Wellen unter ihrer Bauchhaut. Es waren nur ganz normale peristaltische Wellen, die man bei manchen Menschen gut sehen kann. Aber sie hatte nicht nur diesen Wahn. Die Dame fantasierte stets, sie werde von ihrem Ehemann am Abend abgeholt – und saß deshalb eigentlich immer an der Ausgangstür der geschlossenen Abteilung. Sie versuchte aber niemals, aufzustehen und durch diese Tür zu gehen. Christian las dann in ihrer Krankenakte, dass sie nie verheiratet gewesen war. Gefangen in einem Netz aus sinnlosen Ritualen und wahnhaften Erwartungen verbrachte sie Wochen auf diese Art. Eines Tages hielt die Frau Christian, der auf dem Weg zur Morgenbesprechung war, im Vorübergehen an: »Herr Doktor, können Sie mir denn gar nicht helfen? Gibt es denn nicht irgendetwas gegen diese Schildkröten? Das macht mich noch richtig verrückt!«

Oh, wenn sie das nicht mal schon *ist*, hatte Christian gedacht. Da er aber gern einen Versuch unternehmen wollte, um sie wenigstens von den unangenehmen körperlichen Wahrnehmungen zu befreien, sagte er zögernd: »Ja, es gäbe da schon etwas.«

»Ja, wirklich? Ach, was wäre ich froh. Bitte geben Sie es mir doch.«

»Aber Sie müssen zwei Tabletten davon wirklich regelmäßig jeden Tag morgens um acht Uhr einnehmen. Das Mittel heißt *Krötol*. Ich kläre das jetzt gleich in der Besprechung ab. Ich denke, wir sollten es damit mal versuchen. Die Schwester stellt es Ihnen dann ab morgen hin.«

Auch wenn er sich mühsam das Lachen verkneifen musste, hoffte er, dass man mit einem Placebo vielleicht etwas erreichen konnte.

Die Frau lächelte erleichtert und dankte ihm überschwänglich. »Krötol, wie prima. Dass da noch niemand vorher darauf gekommen ist! Endlich hilft mir mal einer.«

Tatsächlich besserten sich ihre Leibhalluzinationen in den nächsten Wochen geringfügig. Aber an der Tür saß sie trotzdem weiterhin jeden Abend mit einer kleinen Reisetasche, um auf ihren imaginären Ehemann zu warten.

Der Wahn ist ein interessantes Thema in der Psychiatrie. Ein wahnhafter Gedanke entsteht irgendwann im Netzwerk des Gehirns. Er kann sich verselbstständigen und als isolierte Insel das komplexe restliche Denken verlassen und im Ozean des Bewusstseins treiben. Wenn der Patient besonders erregt und getrieben ist, kann es vorkommen, dass er sich nur noch auf dieser Insel aufhält und unkorrigierbar von seinem Wahn überzeugt ist. Mit den entsprechenden Medikamenten gelingt es aber häufig, die Insel irgendwie wieder ans Festland anzudocken und als nicht mehr so dominant erscheinen zu lassen. Die Insel, die ja die losgelösten wahnhaften Gedanken repräsentiert, ist dann zwar noch vorhanden, aber wenn sie wieder verbunden ist mit den anderen Denkstrukturen, kann der Wahn kompensiert werden.

»Der Wahn ist ein weites Feld«, sage ich nachdenklich zu Anja, die mir die Unterlagen zum nächsten Patienten bringt. Sie verdreht die Augen angesichts des eben aus der Praxis hinausstolzierten »erstaunten Teufelchens«.

# 28 | Herr Sander: Eine schwierige Diagnose

*Nicole, Dezember*

Herr Sander ist schon einige Male wegen verschiedener neurologischer Krankheiten bei uns gewesen. Vor Jahren hat ihn ein Bandscheibenvorfall in der Lendenwirbelsäule gequält, und danach waren es immer mal wieder Kopfschmerzen.

Den Bandscheibenvorfall bekamen wir damals mit konservativen Maßnahmen in den Griff. Bei den Kopfschmerzen hatte die Routinediagnostik wie EEG und MRT keinen auffälligen Befund ergeben. Die Schmerzen hörten dann irgendwann auch ohne Therapie wieder auf.

Beim heutigen Termin steht als Grund für den Besuch in meinem Kalender: »Patient hat Gedächtnisstörungen und ist müde und antriebslos.«

Herr Sander sieht blass aus. Er kommt langsam und mit gesenktem Kopf ins Sprechzimmer. Er ist ein distinguierter Mann, der stets tadellose Anzüge und dazu passende seidene Halstücher trägt. Sein silbernes Haar ist akkurat geschnitten, und er hat immer einen eleganten Hut auf dem Kopf, den er abnimmt, wenn er die Praxis betritt. Er weiß, was sich gehört.

»Hallo, Herr Sander, guten Morgen. Wie geht es Ihnen?«

»Gar nicht gut, Frau Doktor. Ich fühle mich so kraftlos. Ich bin auch etwas vergesslich in letzter Zeit. Und ich kann mich zu nichts motivieren. Ich wollte doch eigentlich über Weihnachten zu meiner Tochter nach Heidelberg fahren. Ich habe mein Enkelkind noch gar nicht persönlich gesehen. Jetzt ist die Kleine schon drei Monate alt. Wenn ich ehrlich bin: Ich weiß nicht, wie ich das schaffen soll. Allein die Zugfahrt! Nein, damit bin ich, glaube ich, komplett überfordert. Ich habe auch keine richtige Lust mehr dazu.« Er wirkt erschöpft und teilnahmslos.

Herr Sander lebt allein, seit seine Frau vor fünf Jahren gestorben ist. Er ist 75 Jahre alt und hat eigentlich immer einen dynamischen und fitten Eindruck auf mich gemacht. Heute wirkt er stark verändert. Natürlich denke ich aufgrund seiner Schilderung an eine Depression. So kurz vor Weihnachten werden viele Menschen sich besonders klar darüber, wie einsam sie sind.

»Das ist verständlich, Herr Sander. Wenn Sie sich so schwach fühlen, ist das bestimmt eine Überforderung, mit dem Zug zu fahren. Dann der ganze Aufwand, den man wahrscheinlich noch hat, um Weihnachtsgeschenke zu kaufen und so weiter.«

Er sieht mich dankbar an. Wahrscheinlich ist er froh über mein Verständnis. »Ganz genau!«

»Hat sich denn bei Ihnen in letzter Zeit irgendetwas ereignet, das diese Veränderung Ihrer Stimmung hervorgerufen haben könnte?«

»Nein, da fällt mir gar nichts ein, es ist alles wie immer.«

»Haben Sie das Gefühl, dass Ihnen nichts mehr Freude macht?«

»Ja. Ich glaube, das ist so. Richtige Lust habe ich zu nichts mehr.«

»Und stellen Sie fest, dass Sie häufig grübeln?«

»Ja, das tue ich. Besonders vormittags, da komme ich oft gar nicht so richtig aus dem Bett heraus. Abends wird es dann manchmal besser.«

»Okay, Herr Sander, dann schaue ich mir jetzt eben noch das Testergebnis an.«

Der MoCA-Gedächtnistest (Montreal Cognitive Assessment), den Anja vorab gemacht hatte, ist etwas schwach ausgefallen. Mit 22 von 30 Punkten zeigt das Ergebnis eine leichte Beeinträchtigung der kognitiven Leistungsfähigkeit.

Wie schon bei Herrn Konrad erläutert, geht eine Depression manchmal mit pseudodemenziellen Beschwerden einher. Das heißt: Die Einschränkungen der geistigen Flexibilität, die eine Depression mit sich bringen kann, täuschen ein Nachlassen der kognitiven Fähigkeiten vor. Depressive sind gerade im Alter gedanklich oft in einer Art »Tunnel« und wirken deshalb geistig weniger fit.

»Ich schlage vor, wir machen noch ein paar ergänzende Untersuchungen, nämlich heute bei uns noch ein EEG und im Laufe der Woche ein MRT vom Kopf. Dann sehen wir weiter. Ich kann mir auch vorstellen, dass es eine seelische Ursache für Ihre Erschöpfung gibt, vielleicht ist es eine Depression.«

»Meinen Sie? Da hatte ich auch schon dran gedacht. Aber wieso jetzt? Wieso nicht schon vor fünf Jahren, als meine Frau starb?«

»Da haben Sie recht. Wir werden versuchen, das herauszufinden.«

Das EEG ist unauffällig. Im Anschluss daran untersuche ich Herrn Sander noch gründlich neurologisch. Auch dabei sind alle körperlichen Befunde im Normbereich.

»Antriebsarmut und Gedächtnisstörungen, deutlich herabgestimmt, wenig schwingungsfähig«, schreibe ich auf meine Karteikarte.

»Herr Sander, ich schreibe Ihnen jetzt mal ein Antidepressivum auf, und dann schauen wir, wie es Ihnen damit geht. Den Befund vom MRT bekomme ich dann im Laufe der Woche in die Praxis gefaxt. Falls da etwas ist, melde ich mich.«

»Ja, gut. Und falls es mir von dem Medikament schon bald besser geht, kann ich ja vielleicht doch noch zu Weihnachten zu meiner Tochter fahren.«

»Ich will Ihnen aber nicht zu viele Hoffnungen machen. Es kann bis zu drei Wochen dauern, bis das Medikament richtig wirkt.«

»Okay. Ich lasse mich überraschen. Frohe Weihnachten für Sie und Ihre Familie, Frau Doktor.«

»Das wünsche ich Ihnen auch! Und vielleicht klappt es ja doch mit der Fahrt nach Heidelberg. Bis bald.«

Ende Januar warte ich auf Herrn Sander, aber er erscheint nicht zum verabredeten Termin, bei dem ich den (übrigens unauffälligen) MRT-Befund mit ihm besprechen wollte. Auch im Februar hören wir nichts von ihm. Ich bin etwas besorgt und lasse Frau Gerber bei ihm anrufen.

»Er sagt, es geht ihm jetzt einigermaßen gut und er würde sich dann bei Verschlechterung wieder melden«, berichtet sie mir kurz danach.

Im nächsten halben Jahr höre ich nichts von Herrn Sander und denke schon, dass es wohl nur eine depressive Episode war. Da kündigt ihn Anja eines Morgens an: »Herr Sander hat sich einen Termin geben lassen. Es geht ihm wohl nicht gut.«

Als er dann vor mir sitzt, erzählt er, dass seine depressive Verstimmung im Winter tatsächlich etwas nachgelassen hat und dass er zu Weihnachten sogar doch noch bei seiner Tochter gewesen sei. Die Reise habe ihn aber sehr angestrengt. Er entschuldigt sich, dass er so lang nichts von sich hat hören lassen. Er sei auch in den letzten Monaten einfach zu nichts mehr in der Lage gewesen. Ich stelle fest, dass er diesmal weder seinen Hut bei sich hat noch ein Seidentuch trägt.

»Ich lag nur auf dem Sofa herum und war ständig müde«, berichtet er mit leiser, etwas monoton klingender Stimme und ausdruckslosem Gesicht. »Außerdem fällt mir das Laufen zunehmend schwer. Ich werde immer langsamer in meinen Bewegungen. Morgens brauche ich eine halbe Stunde, um mich anzuziehen.«

Als ich ihn untersuche, fällt mir eine Steifigkeit der Muskulatur in den Armen auf. Ich lasse ihn im Sprechzimmer auf und ab gehen und beobachte, wie langsam und mühsam er in den Tritt kommt. Einmal gestartet, macht er auffallend kleine Schritte und kann kaum anhalten. Fast wäre er, kurz bevor er den Stuhl erreicht, noch gefallen. Ich bitte ihn, sich zu setzen und einen Satz auf ein Blatt Papier zu schreiben. Genau wie ich nun schon erwartet habe, schreibt er die Wörter zum Zeilenende hin in immer kleineren Buchstaben! Nun wird es klar: Der Hauptbefund bei Herrn Sander ist nicht die Depression, sondern höchstwahrscheinlich Morbus Parkinson.

Zu Beginn der Erkrankungen kann es schwierig sein, eine Depression und auch eine Demenz von Morbus Parkinson zu unterscheiden. Manchmal sind die Anfangssymptome sehr ähnlich. Und eine Parkinsonerkrankung kündigt sich oft lange vorher durch depressive oder kognitive Veränderungen an. Zu den lange vor dem Ausbruch der typischen Symptome auftretenden

Veränderungen gehören auch die sogenannten REM-Schlaf-Verhaltensstörungen. Bei gesunden Menschen werden die Bewegungen, die wir im Traum »erleben«, unterdrückt. Wenn wir träumen, dass wir ausrutschen, mit den Armen fuchteln und hinfallen, liegen wir in Wirklichkeit stocksteif im Bett. Parkinsonpatienten hingegen sind häufig nachts »aktiv«. Sie agieren ihre Träume motorisch aus, und nicht selten bekommen die Partner im Schlaf Tritte oder Schläge ab. Ich muss Herrn Sander unbedingt fragen, ob seine Frau zu ihren Lebzeiten von solchen nächtlichen »Angriffen« berichtet hat. Die Forschung hat gezeigt, dass bis zu neunzig Prozent der Betroffenen manchmal schon zehn Jahre vor der Diagnosestellung eine solche Schlaf-Verhaltensstörung hatten.

Im Körper von Herrn Sander zeigen sich *jetzt* jedenfalls deutlich die durch einen Dopaminmangel verursachten Veränderungen. Wie bei vielen seiner Leidensgenossen hat die Krankheit schleichend begonnen. Die charakteristischen Symptome treten erst auf, wenn die Konzentration des Botenstoffes Dopamin in bestimmten Hirnregionen um bis zu achtzig Prozent gegenüber dem Normwert abgesunken ist.

Das Parkinsonsyndrom gehört zu den häufigsten Erkrankungen des Nervensystems. Mehr als 250.000 Menschen in Deutschland leiden darunter. Der englische Arzt James Parkinson hat es 1817 zuerst beschrieben und benannte die vier Hauptsymptome: Verlangsamung der Bewegungen, Muskelsteifigkeit, Zittern und eine gestörte Haltungsstabilität.

James Parkinson fand heraus, dass bei den Betroffenen, die er nach deren Tod untersuchte, die *Substantia Nigra* (Schwarze Substanz), eine Ansammlung von dunkel pigmentierten Zellen im Mittelhirn, geschrumpft war. Diese Zellen sind für die Synthese des Botenstoffes Dopamin zuständig. Dopamin ist ein Neurotransmitter, der bei der Feinabstimmung und Koordination von Bewegungsabläufen eine wichtige Rolle spielt. Er ist auch verantwortlich für Gestik und Mimik und hat zudem eine zentrale Bedeutung im Belohnungssystem.

Glücklicherweise gibt es schon seit ungefähr 1950 die Therapie mit einem synthetischen, Dopamin-ähnlichen Medikament, dem Levodopa. Da Dopamin selbst auf dem Blutweg nicht an die Stelle des Mangels gelangen kann (die Blut-Hirn-Schranke, die das Hirn vor Schadstoffen schützen soll, verhindert das), setzt man Levodopa ein. Es kann die Blut-Hirn-Schranke überwinden und in den Nervenzellen zu Dopamin verstoffwechselt werden.

Als ich Herrn Sander nun die Diagnose mitteile, schaut er mich interessiert an.

»Ich habe Parkinson? Das kann man doch ganz gut behandeln, oder?« Er wirkt gar nicht schockiert. Eher so als ob er froh wäre, dass es jetzt endlich etwas gibt, das ihm wirklich helfen könnte.

»Ja genau, Herr Sander! Und ich freue mich jetzt wirklich auch auf den Beginn der Therapie bei Ihnen, weil ich weiß, wie gut dieses Medikament helfen wird!«

Ich erkläre ihm die Krankheitsentstehung des Morbus Parkinson und die Wirkung von Levodopa noch einmal ganz genau.

»Herr Sander, das Levodopa ist ein sehr wirksames Medikament. Die Wirkung habe ich Ihnen jetzt erläutert, aber nun geht es um Nebenwirkungen: Da Sie jetzt bald mehr Dopamin in Ihrem Gehirn zur Verfügung haben, könnte Ihr Belohnungssystem etwas verrücktspielen. Das heißt, Sie könnten unter

Umständen eine regelrechte Kauf- und Spielsucht entwickeln. Weiterhin stehen noch Übelkeit, Schwindel, gesteigerter Antrieb, Depression oder Verwirrtheit auf dem Beipackzettel, falls Sie ihn lesen. Also nicht erschrecken! In niedrigen Dosierungen wird L-Dopa aber meist gut vertragen. Was ich Sie aber noch fragen wollte: Hat Ihre Frau eigentlich damals mal etwas darüber gesagt, dass Sie nachts vielleicht laut gerufen, um sich geschlagen oder getreten haben?«

Herr Sander blickt beschämt zu Boden. »Meine liebe Hilde hat drei Jahre, bevor sie starb, ihr eigenes Schlafzimmer nebenan bezogen. Es war mir unendlich unangenehm, aber ich konnte das nicht kontrollieren. Die Träume waren so real, dass ich wirklich nachts oftmals um mich geschlagen habe. Nach dem zweiten blauen Fleck ist sie dann zu meinem größten Bedauern nach nebenan ausgewandert. Hatte das denn schon irgendwas mit meinem Parkinson zu tun?« Er schaut mich sehr betrübt an.

»Ja, das hat man jetzt herausgefunden. Und es gibt noch eine weitere, ganz häufig im Vorfeld auftretende Veränderung: die Riechstörung. Konnten Sie eventuell auch schon damals nicht mehr so gut Gerüche oder Düfte wahrnehmen?«

»Oh, da sagen Sie etwas! Das stimmt genau! Da bekomme ich ja direkt eine Gänsehaut. Natürlich! Seit vielen Jahren kann ich nur noch ganz schlecht riechen. So traurig! Herrlicher Sauerbratenduft hat mir früher das Wasser im Mund zusammenlaufen lassen, und jetzt rieche ich fast gar nichts mehr.«

Interessant! Aber wirklich auch etwas unheimlich, denke ich, wenn man sich vorstellt, dass man dann sehr lange vor Ausbruch einer Erkrankung schon sagen kann, was einem Patienten mit einiger Wahrscheinlichkeit bevorsteht.

»Ja, das kann ich mir vorstellen, Herr Sander, aber jetzt werden Ihnen schon bald die Medikamente helfen! Durch die bessere Beweglichkeit, die Sie dann wieder haben werden, und auch durch die stimmungsaufhellende Wirkung des Dopamins kommt wieder etwas mehr Freude in Ihr Leben.«

Ich stelle einen Therapieplan auf mit langsamer Dosissteigerung des Levodopa über einige Wochen.

Wie erwartet, kommt Herr Sander schon nach vier Wochen sichtlich gut gelaunt zurück in die Praxis.

»Ich bin so froh, dass ich dieses Medikament jetzt habe. Sie können sich das nicht vorstellen, Frau Doktor. Es ist, als ob ich einen Panzer von meinem Körper abgeschüttelt hätte ... Ein ganz anderes Leben! Ich kann mich wieder besser und schneller bewegen, habe nicht mehr diese Anlaufschwierigkeiten und fühle mich einfach fast so wie früher!« Er trägt einen hellen Tweedanzug mit einem besonders schönen Seidenschal und hat auch seinen Hut wieder dabei.

Ich freue mich für den Patienten und kann dieses sogenannte Honeymoon-Phänomen natürlich gut einordnen: Es kommt zu einer so schnellen Besserung der Symptome, dass die Patienten sich wie in den Flitterwochen fühlen. Wie im siebten Himmel!

Ich will Herrn Sander nicht gleich die gute Stimmung verderben. Aber dennoch erkläre ich ihm, dass die Behandlung eines Morbus Parkinson eine Kunst ist, die eine ausgesprochen fein abgestimmte Zusammenstellung und Dosierung von Medikamenten erfordert. Man muss das Alter des Patienten, den Verlauf der Krankheit, die etwaigen Nebenwirkungen und das Ansprechen auf bestimmte Symptome genau mit in die Überlegungen einbeziehen.

Ich empfehle, zuerst einmal einen MAO-B-Hemmer zur Stabilisierung hinzuzunehmen. Das ist ein Enzymhemmer, der den Abbau von Dopamin verlangsamt. Des Weiteren muss man über die folgenden Monate hinweg genau beobachten, ob die gewünschte Wirkung der Medikamentenkombination anhält.

»Oh, dass das so kompliziert ist, hätte ich nicht gedacht, Frau Doktor.«

»Ja, und das bedeutet für Sie einfach nur, dass wir uns jetzt regelmäßig sehen, um zu schauen, ob alles gut läuft.«

»Da könnte ich mir aber Schlimmeres vorstellen«, lacht Herr Sander. »Nein, ich bin sogar richtig froh, wenn Sie mich hier alle paar Wochen sehen möchten. Nur zu!«

Die Diagnose ist gestellt, der Patient gut informiert und motiviert, seine Therapie aufmerksam mitzugestalten, und, wie ich immer gern sage, der Stier kann bei den Hörnern gepackt werden! Und das ist das Wichtigste!

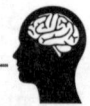 PARKINSON

Die Parkinsonkrankheit ist eine Erkrankung des höheren Lebensalters und eine der häufigsten neurodegenerativen Erkrankungen. Ähnlich wie bei anderen degenerativen Hirnerkrankungen kommt es zu krankhaften Eiweißablagerungen (hier Alpha-Synuklein) in bestimmten Nervenzellen. Warum dies geschieht, ist noch unbekannt.

Typische Symptome sind Bewegungsarmut und -verlangsamung, Erhöhung der Muskelspannung, Muskelzittern in Ruhe und eine Störung der aufrechten Körperhaltung.

Unspezifische Beschwerden wie schmerzhafte Muskelverspannungen, Depressionen, Apathie, Traumschlaf-Verhaltensstörungen, Riechstörungen und Verdauungsstörungen können den motorischen Symptomen viele Jahre vorausgehen.

Bei Parkinson kommt es zu einem Dopaminmangel in den Basalganglien und damit zu einer Störung von Regelkreisen, die entscheidend an der Steuerung der Motorik beteiligt sind.

Die Diagnose erfolgt hauptsächlich aufgrund der klinischen Symptome. Zusätzlich kann man mit bildgebender Diagnostik die verminderte Dopaminstoffwechselaktivität in den Basalganglien darstellen.

**Therapeutisch** ist es bis heute noch nicht möglich, die Ursache der Erkrankung oder ihr Fortschreiten zu beeinflussen.

Es stehen aber effektive Medikamente zur symptomatischen Behandlung zur Verfügung. Dabei wirken fast alle Substanzen stimulierend auf das Dopaminsystem. Zusammen mit krankengymnastischen und ergotherapeutischen Maßnahmen kann in den meisten Fällen über viele Jahre eine Stabilisierung der Symptomatik mit guter Lebensqualität erreicht werden.

In sehr schweren fortgeschrittenen Fällen kann auch die Tiefe Hirnstimulation helfen (siehe auch Kapitel 16).

# 29 | Ein leichtes Kribbeln
*Christian, Dezember*

Ich überlege gerade, wo wir dieses Jahr den Tannenbaum holen. Wieder einmal so ein schöner Ausflug in diesen abgelegenen Wald? Da gibt es doch auf dem Gutshof außer Wildverkauf auch Weihnachtsbäume und die Grillhütte, wo man sich mit Würstchen und Glühwein verwöhnen kann.

Das Telefon klingelt.

»Herr Doktor? Doktor Kurz für Sie.«

»Ja, ich übernehme. Hallo Thilo, wie gehts? Was gibt es?«

»Hallo Christian, mir geht es gut, aber jetzt habe ich so kurz vor Weihnachten noch einen Fall für dich. Ich habe die Patientin Kloppenburg schnell zu dir geschickt.«

»Oh, okay. Was fehlt ihr denn?«

»Ihr linker Arm.«

»Waas?«

»Nein, der Arm ist taub und kribbelt. Seit eben. Beim Frühstücken hatte sie zuerst die linke Hand nicht mehr gespürt. Innerhalb weniger Minuten sind dann der ganze linke Arm und die linke Gesichtshälfte taub geworden. Die beiden sind dann sofort zu mir in die Praxis gekommen. Der Ehemann ist selbst Krankenpfleger und hatte natürlich auch sofort an einen Schlaganfall gedacht, aber in der Hektik dann doch nicht richtig gehandelt und weder einen Notarzt gerufen noch seine Frau direkt in die Klinik gebracht. Wahrscheinlich weil seine Frau noch sprechen, das Gesicht bewegen und auch die Arme anheben konnte. Deshalb dachte er, dass es nicht ganz so akut ist.

Und weil ich schon lange ihr Hausarzt bin, fühlten sie sich hier bei mir erst mal richtig!«

»Thilo! Du hast sie jetzt nicht wirklich hierhergeschickt? Sie muss sofort ins Krankenhaus zur Abklärung! Du weißt doch: ›Zeit ist Hirn‹ bei einem Schlaganfall!«

»Ja, nee. Weiß ich, aber sie wollten das ausdrücklich nicht. Und ihr seid ja so nah. Wie gesagt, der Ehemann ist dabei. Sie müssten eigentlich schon bei dir angekommen sein.«

»Okay, ich sag dir dann später noch mal Bescheid. Tschau.«

Ich bin nicht sauer auf Thilo, er kann ja auch nicht gegen den Willen der Patientin handeln, aber ich bin schon etwas beunruhigt. Gerade gestern habe ich noch mit meiner Tochter telefoniert, die als Ärztin in einer neurologischen Klinik arbeitet, die auch über eine spezielle Schlaganfallabteilung, eine Stroke-Unit, verfügt. »Papi, du weißt ja, was das für ein Stress ist, wenn da mitten in der Nacht ein Patient mit einem Schlaganfall angekündigt wird. Im Lyse-Zeitfenster! Ich laufe die ganze Zeit mit einem Stroke-Telefon in der Tasche herum oder habe es im Nachtdienst neben meinem Bett liegen, falls ich überhaupt jemals da reinkomme. Und wenn es klingelt, renne ich sofort los. Dann ist schnelles Handeln das Wichtigste!«, hatte sie aufgeregt berichtet. »Und das ist mir durch die letzte Lyse, die ich gemacht habe, auch noch mal voll bestätigt worden!«

»Erzähl mal«, hatte ich sie gebeten.

»Ein Patient, Mitte sechzig, der bei der Aufnahme nicht mehr sprechen konnte und dessen rechter Arm und auch das Bein schon gelähmt waren! Bei ihm habe ich letzte Woche im Nachtdienst eine Lyse gemacht. Da musste man natürlich im

Vorfeld sämtliche Risikofaktoren abklären: Hat der Mann eine Blutungsneigung beziehungsweise nimmt er Blutverdünner wie zum Beispiel Marcumar? Bestehen die Symptome noch nicht länger als einige Stunden? Nur wenn dies verneint wird, kann man ihn lysieren. Und zum Glück konnte ich dann die Auflösung des Thrombus in der Gehirnarterie durchführen. Das war so ein Glücksgefühl, als ich ihn morgens, ein paar Stunden nach der Lyse, wieder untersucht habe und er ganz normal mit mir gesprochen hat! Er konnte seinen rechten Arm und auch das Bein wieder anheben und hat mich angelächelt und sich bedankt.«

»Ja, das sind die schönsten Momente, die man sich als Arzt vorstellen kann«, habe ich ihr geantwortet.

Eine Lyse, also die Auflösung eines Blutgerinnsels (Thrombus), das eine Hirnarterie verstopft, ist eine ganz wichtige therapeutische Maßnahme in der modernen Schlaganfalltherapie. Durch eine Infusion wird eine Flüssigkeit in die Venen geleitet, die eine thrombusauflösende Substanz enthält und die das gesamte Gefäßsystem durchströmt. Letztendlich gelangt sie auch zu der Stelle, an der der Pfropf in der Arterie sitzt. Dort wird die Substanz dann aktiv und löst ihn auf. Die Lysetherapie sollte möglichst rasch innerhalb weniger Stunden nach Auftreten der ersten Symptome durchgeführt werden, da sich mit fortschreitender Zeitdauer die Prognose für den Patienten zunehmend verschlechtert. Dieser Zeitraum ist das sogenannte Lysefenster. Deshalb: keine Zeit verlieren! Time is brain!

Ich gehe nach vorn, um die Patientin zu empfangen. Sie ist Mitte dreißig und sieht eigentlich ganz vital aus, wie sie da in Jeans, Turnschuhen und Sweatshirt hereinkommt, dicht gefolgt von ihrem Mann, einem muskulösen Enddreißiger, der eine Pudelmütze trägt.

»Frau Gerber, bitte, alle anderen Patienten müssen jetzt einen Moment warten, Frau Kloppenburg ist ein Notfall. Kommen Sie direkt durch«, wende ich mich an das Ehepaar.

»Doktor Kurz hat mir das Wichtigste schon erzählt, nehmen Sie hier auf dem Stuhl Platz, Herr Kloppenburg, und Sie, Frau Kloppenburg, bitte einmal auf der Liege.«

Ich befrage die Patientin weiter, während sie Jacke, Pullover und Schuhe auszieht und sich auf die Liege setzt. »Hatten Sie so etwas schon einmal?«

»Nein, das hatte ich noch nie.« Die Patientin wirkt sehr aufgeregt.

»Mein Mann ist ja selbst Krankenpfleger und hat noch am Frühstückstisch mit mir einen Schnelltest zur Schlaganfallerkennung, diesen FAST-Test, gemacht. Also Face für Gesicht, Arms für Arme, Speech für Sprache und Time für Zeit, das kennen Sie ja. Mein Gesicht konnte ich noch bewegen, musste sogar lachen, wie er da so aufgeregt vor mir herumgesprungen ist. Die Arme konnte ich auch noch heben. Sprechen, na, das hören Sie ja ... und die Zeit, da wusste mein Mann auch, dass die entscheidend ist. Deshalb haben wir uns ja auch so beeilt. Denken Sie denn, dass ich einen Schlaganfall habe, Herr Doktor, bin ich dafür mit 36 nicht viel zu jung?«

»Es gibt leider auch sogenannte juvenile, also bei jungen Menschen auftretende Schlaganfälle. Daran muss man bei so akuten neurologischen Ausfällen auch immer denken. Haben Sie sonst noch irgendwelche Beschwerden? Schwindel, Übelkeit, Sehstörungen?«

»Nein, Herr Doktor.«

»Mmh. Und hatten Sie früher schon mal häufiger Kopfschmerzen oder Migräne?«, frage ich, während ich die Reflexe und die Sensibilität prüfe.

»Ja, Kopfschmerzen habe ich häufiger mal, aber ich glaube nicht, dass es Migräne ist.«

»Schatz! Mir fällt da etwas ein. Hast du das vergessen? Du hast mir doch mal erzählt, dass du während deines Studiums einmal so starke Kopfschmerzen hattest, dass du ins Krankenhaus gegangen bist. Damals hattest du doch so ein Flimmern vor den Augen und, wenn ich mich recht erinnere, auch ein Taubheitsgefühl im Arm«, schaltet sich der Ehemann ein.

»Ach ja! Das! Aber Schatz, das ist doch ewig her. Das spielt doch jetzt gar keine Rolle mehr, oder, Herr Doktor?«

»Oh doch! Das kann eine sehr wichtige Rolle spielen, wenn Sie schon einmal Migräne hatten. Wie ist es denn jetzt mit dem Taubheitsgefühl und dem Kribbeln im linken Arm und der linken Gesichtshälfte?«, frage ich.

»Nee, das hat ja nur ein paar Minuten angehalten, jetzt spüre ich wieder alles!«

Ich gehe auf Nummer sicher und untersuche die Patientin gründlich neurologisch. Erfreulicherweise kann auch ich keinerlei Auffälligkeiten mehr feststellen.

»Okay, das ist schon mal ein gutes Zeichen. Nehmen Sie doch ruhig neben Ihrem Mann hier Platz, Frau Kloppenburg. Dann kann ich Ihnen noch weitere Fragen stellen, die meine neue Verdachtsdiagnose wahrscheinlich bestätigen.« Ich gehe zu meinem Schreibtisch und klappe den PC auf.

»Und welche wäre das?«, fragt Frau Kloppenburg, während sie sich wieder anzieht.

»Vielleicht haben Sie eine Migräne. Es gibt nämlich Migräneformen, bei denen die Attacken mit einer schlaganfallähnlichen Symptomatik beginnen können, zum Beispiel mit Taubheitsgefühlen auf einer Körperseite. Dies nennt man bei der Migräne: eine Aura haben. Und ein weiteres Phänomen könnte bei Ihnen zutreffen: eine Migräneaura ohne nachfolgende Kopfschmerzen. Auch das gibt es. Manchmal setzen die Schmerzen auch erst später ein. Sie hatten ja heute Morgen keine Kopfschmerzen, aber haben Sie jetzt welche?«

»Also, jetzt gerade tatsächlich ja! Und zwar genau die Schmerzen, die ich so fünf- bis sechsmal im Jahr habe, immer wenn ich zu viel Stress oder schlecht geschlafen oder ein bisschen zu viel geraucht habe«, fügt sie beschämt hinzu.

»Ja, das wären so die typischen Trigger für eine Migräne. Und was sind das für Kopfschmerzen, die Sie jetzt haben?« Die Patientin fasst sich an die rechte Stirn.

»Hier vorn und an der Schläfe verspüre ich so einen leichten, drückenden Schmerz. Ist aber auszuhalten.«

»Haben Sie denn aktuell viel Stress?«

»Oh ja! Ich bin Lehrerin für Englisch und Deutsch am Gymnasium. Vor den Weihnachtsferien müssen noch viele Klausuren geschrieben und korrigiert werden. Da arbeite ich häufig bis spät in die Nacht und sitze morgens um fünf schon wieder am Schreibtisch.«

»Dann haben wir jetzt schon viele Hinweise auf eine Migräneattacke und können eine gewisse Entwarnung geben.«

Die Kloppenburgs lächeln mich erleichtert an.

»Aber, und jetzt kommt ein dickes *Aber*!«, bremse ich, und das Lächeln verschwindet aus ihren Gesichtern. »Ich will Sie mit dieser Verdachtsdiagnose und dieser Symptomatik nicht einfach wieder nach Hause schicken. Ich habe zwar die Vermutung, dass eine Migräneattacke mit Aura bei Ihnen dahintersteckt, Frau Kloppenburg, aber es wäre fahrlässig, sich ohne weitere Untersuchungen einfach auf so eine Vermutung zu verlassen. Ihre Symptome könnten auch einer sogenannten TIA entsprechen, das ist die Abkürzung für Transitorische Ischämische Attacke, also einer vorübergehenden Durchblutungsstörung im Gehirn. Und da Sie ja auch über Kopfschmerzen klagen, könnte es sich auch um eine kleine Hirnblutung aufgrund eines geplatzten Blutgefäßes handeln. Das ist zwar bei Ihren eher geringen Symptomen unwahrscheinlich, ausschließen müssen wir es aber trotzdem. Ich telefoniere jetzt mal mit meinen Kollegen in der neurologischen Klinik hier vor Ort und melde Sie dort an. Einverstanden?«

Die Patientin sieht jetzt sehr besorgt aus. Ihr Ehemann legt beruhigend den Arm um ihre Schultern.

»Machen Sie sich jetzt bitte nicht zu viele Sorgen! Es ist bei Ihnen nur eine Vorsichtsmaßnahme. In der Stroke-Unit arbeitet ein sehr kompetentes Schlaganfallteam. Man wird Sie dort gründlich internistisch und neurologisch untersuchen, ein EKG machen, Blut abnehmen und auch rasch eine Computertomografie oder Kernspintomografie vom Kopf durchführen. Wenn dann alles in Ordnung ist, sind wir auf der sicheren Seite, und Sie können nach kurzer Beobachtungszeit wieder nach Hause gehen und eine unbeschwerte Weihnachtszeit verbringen«, beruhige ich die beiden.

»Schatz, ich bin froh, dass du diesen FAST-Test mit mir gemacht hast! Der hat uns ja schon auf die richtige Idee gebracht, Richtung Entwarnung.« Frau Kloppenburg schaut ihren Mann bewundernd an.

Dann wendet sie sich an mich: »Aber, Herr Doktor, jetzt mal ganz ehrlich. Sie haben uns jetzt alles schon so super erklärt, und ich habe das deutlich herausgehört, dass diese Untersuchungen im Krankenhaus jetzt nur Vorsichtsmaßnahmen sind. Ich nehme das auf meine Kappe: Ich möchte nicht ins Krankenhaus!« Sie schaut mich abwartend an.

»Das müssen natürlich Sie entscheiden. Aber ich rate Ihnen doch dringend dazu!«, versuche ich es noch einmal.

Nach einem Blick auf ihren Ehemann, der offensichtlich auch ihrer Meinung ist, versichert sie: »Ich bin überzeugt davon, dass es mir morgen schon wieder richtig gut geht, und möchte es wirklich nicht.«

»Können wir uns denn auf einen kleinen Kompromiss verständigen?«, insistiere ich.

»Und der wäre?«

»Dass Sie wenigstens heute noch ein MRT machen lassen. Vielleicht klappt das noch.« Ich schaue kurz auf meine Uhr. »Es ist ja noch früh. Dann lasse ich mir den Befund mailen und gebe Ihnen dann heute am frühen Abend Bescheid.«

»Ja, na gut. Das klingt nach einem guten Kompromiss«, willigt Frau Kloppenburg nach kurzem Zögern ein.

»Okay, dann kommen Sie bitte einmal mit nach vorn. Ich werde Frau Gerber bitten, einen Termin in der Radiologie zu machen. Mit Angiografie natürlich, also Gefäßdarstellung. Wenn schon, denn schon!«

Frau Gerber schafft es tatsächlich, einen kurzfristigen Termin zu bekommen. Mir wäre nicht wohl gewesen bei dem Gedanken, die Patientin nun einfach über Weihnachten und wahrscheinlich bis ins neue Jahr nicht mehr zu betreuen.

»So, dann alles Gute, um elf Uhr dreißig haben Sie den Termin. Ich rufe Sie dann heute Abend an«, verabschiede ich die beiden.

»Danke Ihnen, Herr Doktor. Wird schon schiefgehen«, lächelt mich Herr Kloppenburg noch an.

Und es geht schief!

Am Nachmittag habe ich den Befund vorliegen.

Oh nein! Das darf doch nicht wahr sein! Die Patientin hat einen Hirntumor, der in der Hirnregion sitzt, die für die Sensibilität des linken Armes und der linken Gesichtshälfte zuständig ist. Der Radiologe vermutet ein Meningeom, einen gutartigen Hirntumor, der von den Hirnhäuten ausgeht. Jetzt wird mir einiges klar. Frau Kloppenburg hat vermutlich heute Morgen einen kleinen epileptischen Anfall erlitten. Einen sogenannten fokal sensiblen Anfall mit nur einem leichten kurzzeitigen Kribbel- und Taubheitsgefühl im Gesicht und im Arm. Es ist gar nicht so selten, dass sich ein Hirntumor erstmalig auf diese Art und ohne sonstige vorherige Beschwerden äußert.

Damit habe ich nicht gerechnet. Verdammt!

Natürlich habe ich das schon ein paar Mal erlebt in meiner Laufbahn. Aber irgendwie war ich heute Morgen so auf diese ganze Schlaganfall-Migräne-Thematik fixiert, dass ich es wirklich nicht in Erwägung gezogen habe! Oh, Mann! Jetzt muss ich dort anrufen und die beiden doch noch einmal einbestellen.

Und das so kurz vor Weihnachten. Ich werde versuchen, ihnen die Diagnose schonend beizubringen. Aber es ist ja noch irgendwie Glück im Unglück. Der Tumor ist gutartig und wird mit großer Wahrscheinlichkeit vollständig operativ entfernt werden können. Ich werde gleich morgen früh Kontakt mit der neurochirurgischen Klinik aufnehmen. Vielleicht klappt es ja mit der Operation noch vor Weihnachten.

Ich greife zum Telefon und bitte Anja, das Ehepaar Kloppenburg für achtzehn Uhr einzubestellen.

Dann nehme ich mein Handy aus der Tasche und schreibe eine Whatsapp-Nachricht an Nicole, die heute ihren freien Tag hat: »Kannst du unser Weihnachtsessen für heute Abend bitte absagen? Ich schaffe das zeitlich nicht. Und auch emotional nicht. Muss gleich einer Patientin noch eine Hirntumordiagnose mitteilen. Verstehst du doch?«

Kurz darauf kommt die Nachricht von Nicole: »Natürlich! Hab es schon abgesagt. Wir setzen uns zu Hause zusammen, und du erzählst mir alles. Hilft doch immer, darüber zu sprechen.«

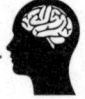 AKUTER SCHLAGANFALL

Achtzig Prozent der Schlaganfälle werden durch eine akute Minderdurchblutung des Gehirns verursacht (ischämischer Hirninfarkt), meist als Folge verstopfter Gefäße durch Blutgerinnsel (Thromben). Bei circa zwanzig Prozent der Schlaganfälle handelt es sich um eine primäre Hirnblutung als Folge eines geplatzten Blutgefäßes.

In beiden Fällen kommt es zu »schlagartig« einsetzenden Funktionsstörungen wie halbseitigen Lähmungserscheinungen, Sprach- und Sehstörungen, Schwindel und Kopfschmerzen.

Jeder Schlaganfall, dazu gehört auch die Transitorisch Ischämische Attacke (TIA) mit nur vorübergehender Symptomatik, sollte umgehend stationär behandelt werden, am besten auf einer Schlaganfallspezialstation (Stroke-Unit).

Dort wird neben einer gründlichen internistischen und neurologischen Untersuchung eine rasche Diagnostik mittels Computertomografie oder Kernspintomografie durchgeführt. Damit kann der Schlaganfall sichtbar gemacht werden. Auch verstopfte Blutgefäße können so dargestellt werden (Angiografie).

Die modernen, hochwirksamen **Therapien** zielen darauf ab, die durch Thromben verstopften Gefäße wieder frei zu machen. Sie können das Gehirn vor weiterer Zellschädigung aber nur ausreichend schützen, wenn ihr Einsatz innerhalb weniger Stunden nach Symptombeginn erfolgt (»time is brain« = Zeit ist Gehirn).

Standard ist die Lysetherapie, wobei mit bestimmten Medikamenten versucht wird, frische Blutgerinnsel in den Hirngefäßen wieder aufzulösen.

In manchen Fällen ist es zusätzlich sinnvoll, die Blutgerinnsel in den großen Hirnarterien direkt mechanisch zu entfernen (MT = mechanische Thrombektomie). Dabei wird ein Gefäßkatheter über die Leistenarterie bis zur verstopften Hirnarterie vorgeschoben und der Thrombus mit einem speziellen Instrument am Ende des Katheters entfernt.

Entscheidend für die Prognose eines Schlaganfalles ist in jedem Fall die möglichst frühe Diagnose und die rasche Einleitung der Therapie. Deshalb gibt es auch für Laien sehr brauchbare Tests, mit denen eine Schlaganfallsymptomatik frühzeitig erkannt werden kann (z. B. der FAST-Test, siehe Text).

Der akute Schlaganfall ist ein medizinischer Notfall, bei dem umgehend der Notruf 112 gewählt werden sollte.

# 30 | Covid-19 – Sprung in ein neues Zeitalter
*Christian, ein Jahr später*

»Können Sie bitte noch den TAP-Test auswerten, bevor Sie zu Julian Krell gehen, Herr Doktor? Der Patient wartet in Raum eins auf die Untersuchung und ein Gespräch mit Ihnen.« Anja ist im Verzug mit den Untersuchungen, weil heute schon der zweite Patient mit Gedächtnisstörungen bei Verdacht auf ein Post-Covid-Syndrom dazwischengeschoben wurde. Bei diesen Patienten wird inzwischen routinemäßig vorab ein TAP-Test durchgeführt. Diese computergestützte Testbatterie zur Aufmerksamkeitsprüfung (TAP) wenden wir an, um Gedächtnis- und Konzentrationsstörungen zu objektivieren. (Eine »Testbatterie« ist die Kombination mehrerer Einzeltests.)

»Ja, ich schau mir den Test direkt am PC an, Anja, Sie brauchen ihn nicht auszudrucken.« Sowohl beim »Daueraufmerksamkeitstest« als auch bei den Tests »Geteilte Aufmerksamkeit« und »Arbeitsgedächtnis« sehe ich deutliche Leistungsminderungen gegenüber den Normalwerten. Julian Krell hat offenbar ein Konzentrations- und Merkfähigkeitsproblem.

»Herr Krell, ich habe mir eben Ihre Testergebnisse angeschaut«, sage ich schon beim Hineingehen in das Sprechzimmer. Der junge Mann ist höflich aufgestanden, um mich, natürlich ohne Händedruck, mit einem Kopfnicken zu begrüßen.

»Hallo, Herr Doktor. Danke, dass ich heute vorbeikommen durfte«, kommt es gedämpft hinter seiner FFP2-Maske hervor. Seine Augen wirken etwas müde und gerötet.

»Guten Morgen erst mal, Herr Krell. Nehmen Sie doch bitte wieder Platz. Also, der Reihe nach. Wann hatten Sie denn die Coronainfektion?«

»Das ist jetzt gut drei Monate her. Ich habe immer noch keine Ahnung, wo ich mich angesteckt haben könnte. Das Einzige, was mir einfällt, wäre die Zugfahrt. Drei Stunden im ICE, eine Woche vor dem Ausbruch der Krankheit. Als ich nach einigen Tagen, wo ich mich nicht so fit gefühlt hatte, plötzlich hohes Fieber und starke Kopfschmerzen bekam, habe ich mich zuerst mal sofort von meiner Freundin, mit der ich zusammenwohne, isoliert. Am nächsten Morgen bin ich dann zum Hausarzt und wurde positiv getestet. Mein Arbeitszimmer habe ich schnell zu einem kombinierten Schlaf- und Wohnzimmer umgestaltet und bin dann da überhaupt nicht mehr herausgekommen, solang meine Freundin in der Nähe war. Das Essen und die Medikamente hat sie mir vor die Tür gestellt. Ins Bad ist Janina dann immer erst 'ne halbe Stunde später und nach gründlichem Lüften gegangen. Manchmal haben wir von einem Raum zum anderen Videocalls gemacht, wenn es zu schlimm wurde mit dem Vermissen. *Das* war eine Zeit! Werd ich nie vergessen. Fast drei Wochen war ich in Quarantäne, bis dann meine Kopf- und Gliederschmerzen und dieser blöde Husten allmählich nachließen und ich mich wieder einigermaßen fit gefühlt habe. Und bis mein Coronatest zweimal nacheinander negativ war. Das Wichtigste ist, dass Janina sich nicht angesteckt hat! Sie glauben nicht, wie erleichtert wir waren!« Herr Krell lehnt sich im Stuhl zurück.

»Oh, dann hat es Sie aber richtig erwischt! Aber alle Achtung, wie gut Sie und Ihre Freundin das hinbekommen haben«, lobe ich den jungen Mann.

»Ja. Aber so richtig erholt habe ich mich eigentlich noch nicht wieder. Ich habe oft so ein dumpfes Gefühl im Kopf und richtig starke Konzentrationsstörungen. Mit dem Homeoffice habe ich zwar wieder angefangen, muss mich aber aus jedem zweiten Meeting wieder ausklinken, weil ich nichts gebacken kriege. Wirklich, ich kann nach einer halben Stunde den Gesprächen nicht mehr folgen. Das mit dem TAP-Test eben ist mir richtig schwergefallen.« Er verdreht die Augen. »Also, mir Zahlenreihen zu merken, darin war ich eigentlich immer der Beste. Und bei dem Test hier? Also wirklich, nach zwei Zahlen wusste ich echt nicht mehr, ob die gerade auf dem Bildschirm erscheinende Zahl gleich der vorletzten war oder der vorvorletzten! Echt *creepy*, was Corona anscheinend mit meinem Gehirn gemacht hat!« Er schüttelt ungläubig den Kopf und fährt fort: »Ich bin auch so schnell erschöpft, Herr Doktor. Das kenne ich sonst überhaupt nicht. Ich bin früher dreimal die Woche gelaufen und nun seit drei Monaten überhaupt nicht. Kürzlich beim Joggen habe ich gemerkt: Das geht noch gar nicht!«

»Das scheinen tatsächlich Symptome eines Post-Covid-Syndroms zu sein, Herr Krell!« Zusätzlich zur Maske habe ich mir jetzt auch Handschuhe übergestreift. »Jetzt husten Sie aber nicht mehr, oder? Auch kein Fieber mehr? Geruchsstörungen?«

»Nein, das ist alles wieder gut. Nur diese Muskelschmerzen, die ich kürzlich nach dem Joggen hatte, fand ich seltsam. Und dieses dumpfe Gefühl im Kopf.«

»Können Sie sich bitte einmal auf die Liege legen?« Ich beginne, den jungen Mann systematisch von Kopf bis Fuß zu untersuchen. Bei der Kraftprüfung lassen sich keine Lähmungserscheinungen nachweisen. Die Oberschenkelmuskulatur scheint etwas verschmächtigt, was man aber auf das fehlende Training zurückführen kann. Ansonsten sind keine Defizite festzustellen. Auch die Lunge ist frei von pathologischen Atemgeräuschen.

»So. Ihre Beschwerden und der etwas schwach ausgefallene TAP-Test deuten schon auf ein Post-Covid-Syndrom hin, Herr Krell. Man weiß noch nicht so viel darüber, nimmt aber an, dass solche Erschöpfungszustände Ausdruck einer sogenannten post-viralen Fatigue sind. Das ist das französische Wort für Müdigkeit. Und postviral bedeutet: nach einer Virusinfektion. Man kennt die Symptome schon vom Epstein-Barr-Virus, das das Pfeiffer-Drüsenfieber hervorruft, und anderen Grippeviren. Bei SARS-CoV-2 kann man sich noch nicht erklären, wieso selbst Patienten, die einen relativ milden Krankheitsverlauf hatten, sprich keine intensivmedizinische Behandlung benötigten, so eine lange Genesungsphase haben. Bei vielen halten nicht nur die Beschwerden an, die von Anfang an da waren, sondern es kommen auch neue hinzu! Forscher haben sich das Blut von Patienten während und nach der Infektion genau angeschaut und fanden noch Wochen nach der Infektion bei manchen Patienten erhöhte Entzündungswerte. Es könnte sogar sein, dass das Coronavirus eine Autoimmunreaktion auslöst und das Abwehrsystem des infizierten Menschen sich gegen körpereigene Strukturen richtet.«

Herr Krell schaut erschrocken hoch. »Ach du Schande! Ist das bei mir etwa auch so?«

»Ich will Ihnen damit keine Angst machen. Keine Sorge, eigentlich ist die Prognose in den meisten Fällen gut, und die Symptome verschwinden wieder von selbst. Und außerdem scheint die Lunge bei Ihnen zum Glück jetzt nicht mehr betroffen zu sein. Das ist immer schon ein gutes Zeichen bezüglich des Verlaufes. Stellen Sie sich aber bitte zur Sicherheit auch noch mal bei einem Lungenfacharzt vor.«

»Und was kann ich gegen dieses dumpfe Gefühl und die Kopfschmerzen tun?«

»Sie sollten sich möglichst nicht überanstrengen. Wenn Sie aktiv sein wollen, sollten Sie versuchen, Ihre Grenzen nicht zu überschreiten, und sich möglichst zwischendurch ausruhen. Mäßige Bewegung ist okay. Aber nicht zu viele Aktivitäten in einen Tag packen. Man kann auch mal etwas liegen lassen oder verschieben. Nur so kann sich Ihr Körper von der Krankheit erholen.«

»Boah, was habe ich mir da nur eingehandelt mit dieser Scheißkrankheit! Sorry, ist doch so!« Herr Krell rauft sich die Haare und setzt seine Maske wieder zurecht. »Da habe ich jetzt bestimmt noch ein ganzes Jahr was von, oder?«

»Ich hoffe nicht, aber versuchen Sie wirklich, sich zu schonen. Und wenn noch irgendwelche anderen Symptome auftreten oder die Kopfschmerzen gar nicht nachlassen, kommen Sie bitte wieder zu uns. Dann würden wir noch ein MRT und ein EEG zur Sicherheit machen. Inzwischen gibt es auch schon einige spezialisierte Post-Covid-Ambulanzen, wohin ich Sie dann überweisen könnte. Gegen die Kopfschmerzen schreibe ich Ihnen zunächst mal Ibuprofen auf. Ich hoffe, es geht Ihnen bald wieder besser, Herr Krell. Erfahrungsgemäß werden auch die Gedächtnis- und Konzentrationsstörungen bald nachlassen.«

Mit einem freundlichen »Augenlächeln trotz Maske«, das man sich in der Pandemiezeit angewöhnt hat, wenn es einem wichtig ist, dem Menschen, mit dem man spricht, positive Gefühle zu zeigen, verabschieden wir uns.

Ich sitze noch einen Moment am Schreibtisch und denke darüber nach, wie anders die Welt geworden ist, seit das Virus sie fest im Griff hat. Was vor einem Jahr noch wie ein Horror-Science-Fiction-Roman geklungen hätte, ist jetzt bittere Realität und manchmal sogar schon Alltag. Wie oft habe ich in den letzten Monaten Patienten wie Julian Krell untersucht und beraten. Körperlich zuvor sehr sportliche, gesunde, oft junge Menschen, die das Virus komplett von den Beinen geholt hat.

Das Telefon klingelt.

»Ja?«

»Herr Doktor, ich verbinde Sie einmal.« Frau Gerber klingt etwas aufgeregt.

»Ja, nur zu.«

»Hallo, spreche ich mit Dr. Knobloch?«

»Ja, worum geht es?«

»Hier ist Polizeihauptkommissar Lente. Haben Sie eine Frau Martina Schiller in Ihrer Patientenkartei?«

»Ja. Ich betreue Frau Schiller seit 25 Jahren. Was ist denn mit ihr?«

»Sie ist heute Morgen aus dem Fenster ihrer Wohnung im sechsten Stock eines Hochhauses gesprungen. Sie war sofort tot. Tut mir leid. Ich muss Ihnen noch einige Fragen dazu stellen, weil man auch ein Fremdverschulden an ihrem Tod ausschließen muss. Wegen Corona müssen wir das telefonisch klären, okay?«

Ich bin wie erstarrt. Martina Schiller – tot? Ich habe sie vor 25 Jahren kennengelernt, als sie wegen des Verdachtes auf eine schizophrene Psychose vom Hausarzt überwiesen worden war. Damals war sie erst dreißig gewesen. Sie hatte über Stimmen geklagt, die sie immer höre und die sie ständig verfolgten. Sie war eine hübsche junge Frau mit braunen Locken und blauen Augen gewesen, die regelmäßig Sport trieb, Fahrrad fuhr und in einer Spedition arbeitete. Wie traurig und schockierend ist diese Nachricht! Ich hatte sie all die Jahre hindurch immer wieder gut auf ihre Antipsychotika eingestellt, und es hatte jahrelange symptomfreie Phasen ohne nennenswerte Einschränkungen der Lebensqualität gegeben.

Noch leicht benommen von der Nachricht vergegenwärtige ich mir die Krankengeschichte von Frau Schiller: Wie sie durch die Medikamenteneinnahme zwar eine Linderung ihrer Symptome erfuhr, aber extrem an Gewicht zulegte. Wie sie sich irgendwann nach Monaten tapfer aufrappelte und wieder in ihr altes Sportstudio ging, auch wenn die Leute, die sie dort von früher kannte, sie entsetzt angeschaut und gemieden hätten, wie sie mir erzählt hatte. Es war mir immer wieder gelungen, sie zu motivieren, ihre Medikamente weiter einzunehmen.

Sehr positiv wirkte sich auch die Anbindung an die ortsansässige Kontakt- und Krisenhilfe aus. Sie ging dort zweimal in der Woche frühstücken und hatte darüber hinaus guten Kontakt zu den anderen Patienten und den Mitarbeitern. Natürlich gab es auch Tiefs, in denen sie sich dann monatelang nicht in der Praxis blicken ließ.

Einmal hatte ich ein Telefongespräch mit ihrer Schwester, die mich besorgt angerufen hatte. »Die Martina, mein kleines Sorgen-Schwesterchen«, hatte sie geseufzt. »Momentan geht es ihr wirklich gar nicht gut. Ich glaube, sie hört wieder diese Stimmen. Hat große Selbstzweifel. Isst die ganze Zeit. Ich weiß nicht, ob sie ihre Tabletten regelmäßig nimmt, Herr Doktor. Wenn ich sie besuche, um ihr die Einkäufe vorbeizubringen, liegt sie meistens auf dem Sofa. Sie hat dann oft eiskalte Hände und starrt nur aus dem Fenster. Sie wirkt auch so ängstlich und wie erstarrt. Meine arme kleine Schwester. Sie tut mir so unendlich leid. Ich weiß wirklich nicht, was ich tun soll. Ich werde sie jetzt noch mal bitten, mit mir zu Ihnen zu kommen.«

Ich erinnere mich daran, wie Martina Schiller dann mit ihrer Schwester und einem netten Mitarbeiter der Kontakt- und Krisenhilfe in die Praxis kam. Alle zusammen schafften wir es schließlich, sie wieder aus dem Tief herauszuholen.

»Frau Schiller, vielleicht können Sie versuchen, in kleinen Schritten wieder am Leben teilzunehmen? Sie müssen wieder regelmäßig zum Frühstück in die Krisenhilfe gehen. Und sie könnten doch Ihr Fahrrad mal wieder aus dem Keller holen. Auch wenn Sie damit nur die kleine Strecke zu Ihrer Arbeitsstelle fahren, wäre das doch schon ein Anfang, oder? Sie sind jetzt schon so lang krankgeschrieben. Und eigentlich arbeiten Sie doch gern die drei halben Tage in der Woche. Bald wird es Ihnen wieder besser gehen, und dann wird Ihr Chef bestimmt froh sein, wenn Sie wieder arbeiten kommen. Meinen Sie nicht? Der war doch immer sehr nett zu Ihnen, und das Fahrradfahren haben Sie doch geliebt«, hatte ich der Patientin damals, vor ungefähr zehn Jahren, geraten.

Sie hatte mich aus großen, ängstlichen Augen angesehen.

»Gut, für Sie alle hier will ich es versuchen, Herr Doktor.«

»Und für sich selbst bitte auch«, hatte ich aufmunternd gesagt, froh darüber, dass die Patientin wieder etwas Hoffnung ausstrahlte. Danach war es ihr jahrelang gut gegangen, und sie stellte sich regelmäßig vor. Sie kam dann meistens direkt von einer Fahrradtour und trug noch ihre Sportkleidung. Ich habe sie immer wieder für ihre Sportlichkeit gelobt, aber auch für die Tapferkeit, mit der sie ihre Krankheit ertrug.

Dann kam die Phase, in der Frau Schiller wegen ihrer Psychose berentet wurde. Sie konnte die geforderte Leistung in der Spedition beim besten Willen nicht mehr erbringen. Die Stressreduzierung durch die Berentung trug zur Verbesserung ihres Befindens bei.

Weiterhin lebte sie zwar sehr zurückgezogen, besuchte aber regelmäßig zwei- bis dreimal pro Woche die Kontaktstelle. Sie pflegte eine liebevolle Beziehung zu ihrer Schwester, deren Ehemann und den zwei Nichten.

Ganz allein machte sie große Fahrradtouren oder wanderte stundenlang durch die Wälder. Wenn ich sie zwischendurch sprach, wirkte sie relativ ausgeglichen. Keinesfalls war sie jemals suizidal gewesen!

Aber das letzte Mal, als ich sie gesehen hatte, gab es eben noch keine Coronakrise! Noch keine Kontaktsperren, Ausgangssperren, Maskenpflicht und Abstands- und Hygienegebote! Dies alles muss bei Frau Schiller zwangsläufig zu einer unerträglichen Vereinsamung geführt haben! Die Kontaktstelle hat vorübergehend schließen müssen, ihre Schwester hat sie in dieser Zeit vermutlich auch nicht regelmäßig besuchen können. Sie hatte wahrscheinlich Angst, sich selbst zu infizieren, und zudem bestimmt auch, die Familie zu gefährden. Ich versuche mir vorzustellen, wie Frau Schiller zunehmend in einer Gedankenspirale aus Angst und Depressionen gefangen war. Hinzu kam die dunkle Jahreszeit, das bevorstehende Weihnachtsfest und die schreckliche Perspektivlosigkeit.

Sie hat dann offenbar nur noch einen einzigen Ausweg gesehen.

»Herr Doktor? Sind Sie noch dran?«

»Ja, ja, Herr Lemke.«

»Lente ist mein Name. Können Sie mir denn etwas zum Krankheitsbild der Patientin sagen? Lag ein Suizid nahe?«

»Ach ja, Herr Lente, sorry. Ich habe nur gerade die lange Krankengeschichte meiner lieben Patientin Martina Schiller Revue passieren lassen. Sie hat eine Psychose. *Hatte* eine Psychose ... Ich kann Ihnen aus meiner Sicht nur sagen, dass ich kein Fremdverschulden bei diesem Sturz aus dem Fenster vermute. Eher tatsächlich einen Suizid. Sie hat zwar bei mir nie Selbstmordgedanken geäußert, aber das erhöhte Suizidrisiko bei Menschen mit einer Psychose ist ja bekannt. Sie sind sehr vulnerabel, und da kann sich das psychische Befinden schon einmal schnell und dramatisch ändern. Die Coronapandemie mit ihren Einschränkungen, unter denen wir gesunde Menschen ja schon leiden, hat bei ihr vermutlich eine depressive Krise getriggert und war damit wohl der entscheidende Auslöser für ihren Suizid.«

Ich bin immer noch erschüttert, als ich das Gespräch mit dem Kommissar beendet habe. Ich frage mich, wie Martina Schillers Schwester die Todesnachricht wohl aufnehmen wird. Es ist sicherlich schlimm für die gesamte Familie, die es trotz aller Fürsorge nicht geschafft hat, Martina vor diesem Schritt zu bewahren.

So hat SARS-CoV-2 nicht nur direkte Opfer gefordert, sondern manchmal auch das Leben von Menschen, die die Einsamkeit und Isolation nicht länger ertrugen.

Immer noch tief in Gedanken versunken, muss ich schon wieder ein Telefongespräch entgegennehmen. Es ist Frau Gerber am internen Anschluss.

»Herr Doktor? Das ist so schlimm mit der Frau Schiller, oder? Das tut uns so leid! Anja und ich haben es eben mitbekommen! Einfach furchtbar!«

»Ja, ich bin auch ganz fertig!«

»Und jetzt müssen wir noch einen Patienten zwischendurch nehmen, der ohne Termin kommt«, sagt Frau Gerber entschuldigend.

»Da können Sie doch nichts dafür. Es ist halt so. Verrückte Zeit! Geht es wieder um Covid?«

»Es sieht so aus. Das ist ein älterer Patient, der drei Wochen auf Intensiv lag und auch noch einen leichten Schlaganfall hatte. Ich habe die Befunde eingescannt. Er ist mit seiner Enkelin hier.«

»Gut. Dann schicken Sie die beiden rein.«

Zehn Sekunden später klopft es auch schon.

»Kommen Sie, nehmen Sie Platz, bitte.« Ich stehe auf, um für den älteren Herrn und die junge Frau zwei Stühle zurechtzurücken. Der Mann ist, wie man trotz Maske erkennen kann, ein freundlich aussehender Endsiebziger mit hellblauen wachen Augen und einer weißhaarigen langen Sturmfrisur. Diese typische »Coronamatte« trägt und »erträgt« in diesen Lockdownzeiten ja fast jeder, der sich nicht selbst die Haare schneiden kann oder einen Friseur in der Familie hat. Seine Enkelin ist eine junge Frau mit frischem Teint und einem dunklen Pagenkopf, die ihre blauen Augen offenbar vom Opa geerbt hat.

»Hierhin sollst du dich setzen, Opi. Komm, ich helfe dir«, dirigiert sie ihn sanft am Arm. Und als er sitzt, streicht sie ihm das vom Wind zerzauste Haar ordentlich hinter beide Ohren.

»Herr Bayer, hallo! Und Ihre Enkelin ist auch dabei. Das ist schön! Guten Tag erst einmal. Ich lese eben die eingescannten

Unterlagen, die Sie mitgebracht haben, und dann bin ich sofort wieder für Sie da.«

Ich klicke mich durch die Unterlagen. Vor zwei Monaten hat Herr Bayer sich mit Corona infiziert. Er war schon nach ein paar Tagen zu Hause so stark ateminsuffizient geworden, dass er intensivmedizinisch behandelt werden musste. Zwei Wochen ist er dann beatmet worden, und sein Leben hing am seidenen Faden. In der dritten Woche zeigte sich eine leichte Verbesserung der Vitalwerte, und man konnte ihn extubieren, also den Beatmungsschlauch herausziehen. Man wartete noch weitere zwei Wochen ab, bevor man ihn dann auf eine Normalstation verlegte. Dort bekam er schon am dritten Tag einen leichten Schlaganfall. In der Neurologie der Klinik gelang es dann erstaunlicherweise, den Patienten mit verschiedenen Frührehamaßnahmen und entsprechenden Medikamenten relativ schnell wieder so weit aufzubauen, dass er nach weiteren drei Wochen entlassen werden konnte. Man hatte ihm geraten, sich wegen der Schlaganfall-Nachsorge baldmöglichst bei einem Neurologen vorzustellen. Soweit die Fakten.

»Sie haben ja einiges mitgemacht, Herr Bayer. Das muss hart für Sie gewesen sein, in der ganzen Zeit im Krankenhaus keinen Besuch haben zu dürfen. Das alles allein durchzustehen, stelle ich mir sehr schlimm vor.«

Herr Bayer räuspert sich, und es klingt, als ob seine Stimme nach langer Zeit zum ersten Mal wieder benutzt würde. Vollkommen eingerostet!

»Ja, Herr Doktor, nicht nur während der Zeit im Krankenhaus«, krächzt er und räuspert sich wieder ausgiebig. »Auch schon davor! Es war ja nicht möglich, dass meine Enkelin, meine Tochter und der Schwiegersohn mich besuchen konnten! Diese

Kontaktsperre hat mich so mitgenommen. Ich bin dann oft einfach allein zum Friedhof gegangen. Da hatte ich schon vor Jahren meine Leidensgenossen Kurt und Paul kennengelernt. Wir alle haben unsere Frauen vor ungefähr zehn Jahren verloren. Und dann sind wir, weil es draußen einfach zu ungemütlich und kalt wurde, um sich auf dem Friedhof auf der Trauerbank zu unterhalten, einfach zu Paul nach Hause gegangen. Da war es richtig schön gemütlich und warm! Wir haben Skat gespielt und ein Bierchen dazu getrunken. Endlich mal wieder Gesellschaft! Der Paul hatte allerdings trotz Kontaktsperre immer mal Besuch von seiner Tochter mit den Kindern bekommen, wenn sie ihm die Einkäufe ins Haus brachten. Und dabei muss er sich wohl mit Corona angesteckt haben. Jedenfalls als er dann eines Abends schrecklich zu husten anfing, war er wohl schon infiziert und hat Kurt und mich angesteckt. Tja, die beiden hat es nicht so schlimm erwischt. Aber mich! Ich bekam richtig hohes Fieber und Kopfschmerzen. Und nach ein paar Tagen kriegte ich kaum noch Luft. Ich rief meine Tochter und meine Enkelin an, die mich auch zwischendurch dann mit Maske und Abstand immer besucht und etwas betüddelt hatten. Die kamen sofort und riefen den Notarzt, als sie sahen, wie schlimm es war. Und den Rest haben Sie ja in meiner Akte gelesen. Ich habe zwischendurch gar nicht viel mitbekommen. Auch während und nach der Zeit auf der Intensivstation nicht. Da war ich vollkommen durch den Wind. Aber dann, als ich den Schlaganfall bekommen habe und meine linke Hand gelähmt war, da bekam ich wirklich ›dat ärme Dier‹! Man konnte ja auch nicht so oft telefonieren da. Die Schwestern waren zwar unglaublich lieb und haben mir manchmal den Hörer gebracht, wenn Anrufe kamen, aber das hat mich auch ziemlich angestrengt. Und dann hat meine Enkelin

Hanna mir einen MP3-Player geschickt, wo sie alle möglichen Geschichten darauf aufgenommen hat. Nicht Hanna?«

Er blickt seine Enkelin liebevoll an. Seine Stimme ist jetzt, wo sie endlich einmal wieder richtig gebraucht wird, schon viel geschmeidiger geworden. Die Enkeltochter nickt nur und streichelt seine Hand.

»Und gesungen hat sie auch so schön! Hanna hat eine bezaubernde Stimme, wissen Sie? Und ganz viele nette Beiträge hat sie aufgenommen von den anderen aus der Familie. Sie hat sogar Kurt und Paul irgendwann auf dem Friedhof angetroffen, und die haben mir auch sehr nette Besserungswünsche draufgesprochen. Tja, und dadurch gings irgendwie bergauf! Ich habe mich zusammengerissen und jeden Tag in der Frühreha trainiert, was das Zeug hielt. So war das. Und schauen Sie, Herr Doktor, so schlimm ist es mit der Hand schon gar nicht mehr.« Er dreht seine linke Hand in der Luft hin und her.

»Was für ein großes Glück, dass Sie so eine tolle Familie und besonders so eine liebe Enkelin haben, Herr Bayer. Und der Schlaganfall scheint tatsächlich nicht so gravierend gewesen zu sein, dass Sie bleibende Beeinträchtigungen haben werden. Zum Glück war er auch auf der Seite, die nicht das Sprachzentrum betrifft, sonst hätten Sie mir jetzt bestimmt nicht diese Geschichte erzählen können.«

»Ja, nicht? Ich glaube, ich bin doch ein Glückskind. Dem Coronatod von der Schüppe gesprungen, den Schlaganfall überlebt, und dann noch das Schönste: Meine Tochter will jetzt unbedingt, dass ich zu ihr und der Familie ziehe. Ich wollte das ja immer nicht, um keinem zur Last zu fallen. Aber ich mache es jetzt doch.« Er schaut zu Hanna hinüber.

»Opi, ich habe dir das immer gesagt, dass du zu uns ziehen sollst!« Sie blickt zuerst ihren Opa und dann mich über den Rand ihrer Maske an. »Diese Zeit, wo Opa Heinz im Krankenhaus war und wir nicht zu ihm durften, das war für alle richtig schlimm! Wir haben echt gedacht, er stirbt! Und jetzt haben wir beschlossen, dass wir ihn zu uns holen, ohne Wenn und Aber, Opi, nicht wahr?« Sie tätschelt ihm die Wange, über der sich die Maske spannt.

»Man weiß es ja nicht, wie viel Zeit man mit seiner Familie noch hat. Deshalb nehme ich das Angebot ja auch dankend an, mein Schatz«, gibt Opa Heinz mit einem Lächeln seiner leuchtend blauen Augen zurück.

Nachdem ich Herrn Bayer gründlich untersucht und keine Anzeichen für eine Verschlechterung seines Zustandes gefunden habe, verabschiede ich ihn und seine Enkelin mit der Maßgabe, sich monatlich einmal zur Nachkontrolle vorzustellen.

Was für ein Tag! Was für neue Zeiten! Ich grüble noch lang über die Geschehnisse an diesem Vormittag.

Wie relativ alles im Leben ist! Wie unterschiedlich die Chancen auf ein lebenswertes und langes Leben manchmal verteilt sind! Und wie viel Glück ein Mensch noch im hohen Alter erfahren kann! Wie schnell umgekehrt ein relativ junges Leben vorbei sein kann!

Alles Schicksal? Ja, fast alles ist Schicksal! Wo und in welcher Zeit wir mit welchen Genen geboren werden, das ist auf jeden Fall Schicksal. Wir müssen das Beste daraus machen. Mehr geht nicht!

# Nachwort

Wie der Leser festgestellt haben wird, gibt es in diesem Buch drei Gruppen von Patientenschicksalen.

Zunächst die Menschen, deren fatal verlaufende Krankheiten uns an die Grenzen der medizinischen Möglichkeiten führen und die uns am meisten schmerzen: das Schicksal von Herrn Schneefels zum Beispiel, dessen Persönlichkeit sich unhaltbar auflöste, von Herrn Konrad, dessen Autoimmunsystem sein Gehirn zerstörte, und auch das von Frau Schiller, die aufgrund ihrer Psychose und der durch die Pandemie bedingten Isolation so verzweifelt war, dass sie keinen anderen Ausweg sah, als sich aus dem Fenster zu stürzen. Von diesen Patientengeschichten haben wir nur wenige ausgewählt, weil wir dem Leser nicht zu viel Negatives auf einmal zumuten möchten.

Die zweite Gruppe von Menschen sind jene, die vom genauen Hinschauen und von der modernen Medizin profitieren konnten, sodass die richtige Diagnose für sie letztendlich die Rettung bedeutete.

Zu diesen Menschen gehört die junge Mutter mit der Muskelschwäche, die sich dann doch als nicht tödlich entpuppte, die junge Frau mit dem Aneurysma, das noch rechtzeitig operiert werden konnte, und der Student mit dem Clusterkopfschmerz, dem ein »Stift« künftig die schlimmsten Schmerzen ersparen kann; auch der »Berliner Zitteraal«, dem das Zittern durch eine neurochirurgische Operation verging, genau wie der »Igel«, aus dem nach einer Druckentlastung des Nervenwassers ein flotter Hase wurde, der nette Herr Sander, der nach der richtigen Diagnose Parkinson durch die Gabe des Levodopa eine rasant schnelle Besserung seiner Beschwerden erleben durfte; und nicht zuletzt Frau Kloppenburg, die dann doch noch Glück im Unglück hatte, da der diagnostizierte Hirntumor gutartig und operabel war.

Die dritte Gruppe von Patienten beschreibt die Menschen, die mit ihrem Schicksal entweder besonders gut fertig werden, oder die aufgrund gegebener Umstände einfach so sind, wie sie nun mal sind, und damit ihr gesamtes Umfeld dazu bringen, richtig zuzuhören, hinzuschauen und mitzufühlen.

Hier denken wir natürlich an den sanftmütigen Ben, der trotz (oder gar wegen?) seiner Behinderung ein erfülltes, glückliches Leben führt. Die Gedanken, die wir im Kapitel »Jeder Blinde mit 'nem Krückstock« erläutern, bringen es auf den Punkt: Jeder Mensch sollte nach seinen Bedürfnissen beurteilt und behandelt werden und nicht nur nach seinen Fähigkeiten. Auch Jens, der junge Mann mit der roten Henkeltasse, gehört zu den Menschen, die unsere Aufmerksamkeit und Geduld erfordern und uns in Staunen darüber versetzen, was offenbar in ihnen vorgeht und wie anders sie die Welt betrachten.

Da wir selbst eine geistig behinderte Tochter haben, die mittlerweile 31 Jahre alt ist und die den »Fels in unserer Familienbrandung« verkörpert, können wir zu diesem Thema besonders viele Erfahrungen und liebevolle Erinnerungen beisteuern.

Die Menschen, die besonders gut mit ihrem Schicksal fertig werden oder »das Beste daraus machen«, verdienen unseren großen Respekt. Da ist der unglaublich begabte Elias, der wie

Phönix aus der Asche kam und sich neu erfand. Und natürlich seine Mutter! Genau wie bei Sebastian mit der Hirnverletzung nach dem Unfall! Die Mütter dieser Patienten stellen sich als unermüdliche Kämpferinnen und Optimistinnen heraus. Von ihnen kann man, genau wie von der tapferen Frau Ellermann mit der MS-Diagnose, die sich nicht unterkriegen ließ, jede Menge lernen.

# Register

Register der erwähnten Krankheiten, Diagnosen, Symptome und Therapien: Die Zahlen kennzeichnen die Kapitel, in denen der Begriff vorkommt.

Eden Books
Ein Verlag der Edel Verlagsgruppe
Copyright © 2022 Edel Verlagsgruppe GmbH, Neumühlen 17, 22763 Hamburg
www.edenbooks.de | www.edel.com
1. Auflage 2022

Einige der Personen im Text sind aus Gründen des Persönlichkeitsschutzes
anonymisiert. Dieses Buch ist keine Handlungsempfehlung für den Umgang
mit neurologischen Erkrankungen und ersetzt niemals einen Arztbesuch.

Lektorat: Oliver Domzalski
Korrektorat: Rotkel. Die Textwerkstatt
Umschlaggestaltung: zero-media.net, München
Icon »Kopf«: Bakhtiar Alfan/Shutterstock.com
Layout und Satz: Datagrafix GSP GmbH, Berlin | www.datagrafix.com
Druck und Bindung: GGP Media GmbH, Pößneck
ISBN 978-3-95910-355-8

Printed in Germany

Eden Books unterstützt bei der Produktion dieses Buches das Projekt »Junge
Riesen für die nächsten 100 Jahre«. Damit wird ein Anteil der unvermeidbaren
$CO_2$-Emissionen im direkten Umfeld des Produktionsstandortes kompensiert.

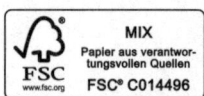